Fred Christmann

Keine Angst vor Ängsten

Fred Christmann

Keine Angst vor Ängsten

Verhaltenstherapeutische Techniken lernen und anleiten

Mit 6 Abbildungen und 7 Tabellen

Zusätzlich zum Download unter
www.schattauer.de/christmann-3147.html
Audiofiles zum Mentalen Training
Bitte geben Sie den Zugangscode 3147-2015-Christm@nn ein.

Schattauer

Dipl.-Psych. Dr. Fred Christmann
Stiftung Psyche
Johannesstraße 75
70176 Stuttgart-West
f.christmann@stiftung-psyche.de

Ihre Meinung zu diesem Werk ist uns wichtig!
Wir freuen uns auf Ihr Feedback unter www.schattauer.de/feedback
oder direkt über QR-Code.

Bibliografische Information der Deutschen Nationalbibliothek
Die Deutsche Nationalbibliothek verzeichnet diese Publikation in der Deutschen Nationalbibliografie; detaillierte bibliografische Daten sind im Internet über http://dnb.d-nb.de abrufbar.

E-Mail: info@schattauer.de
Internet: www.schattauer.de
Printed in Germany

Lektorat und Projektleitung: Dr. Nadja Urbani
Umschlagabbildung: © Eric Isselée – Fotolia.com
Satz: Satzpunkt Ursula Ewert GmbH, Bayreuth
Druck und Einband: PHOENIX PRINT GmbH

Auch als E-Book erhältlich:
ISBN 978-3-7945-6972-4

ISBN 978-3-7945-3147-9

Vorwort

Medienberichten zufolge gibt es immer mehr Menschen, die unter Ängsten leiden. Wie kann das sein in einer Zeit, in der es viele anerkannte Therapieverfahren und immer mehr Psychotherapeuten gibt? Diese Frage war Ausgangspunkt für das vorliegende Buch.

Die heutigen Möglichkeiten werden leider nur selten ausgeschöpft. Mit diesem Buch sollen deshalb Therapeuten angeregt werden, die Behandlung von Ängsten effektiver zu gestalten. Betroffene sollen erfahren, was sie selbst dazu beitragen können, um ihren Ängsten wirkungsvoll zu begegnen oder zumindest besser damit zu leben. Und nicht zuletzt sollen Angehörige sowie alle anderen, die in Erziehung oder im Beruf Verantwortung für ängstliche Personen tragen, verstehen, wie sie möglicherweise unabsichtlich deren Ängste fördern und welchen Beitrag sie stattdessen zur Überwindung von Ängsten und zur Unterstützung von Angstbehandlungen leisten können.

Es sind sowohl vielfältige persönliche Erfahrungen mit der Grundemotion Angst und mit Angstpatienten als auch meine große Erfahrung in der Anleitung junger Therapeuten, die diesem Buch zugrunde liegen. Diese Erfahrungen und Erfolge stimmen mich optimistisch, mit diesem Buch einen Beitrag zur Verbesserung der Situation von Menschen mit Ängsten leisten zu können. Allen Gesprächspartnern, Kindern, Jugendlichen und Erwachsenen sowie Eltern, Lehrern und Partnern von Angstbetroffenen, danke ich an dieser Stelle herzlich für ihre Offenheit und ihr Vertrauen. Bedanken möchte ich mich auch für Anregungen durch Kollegen. Besonders danke ich meinem ehemaligen Mitarbeiter Frank Frey sowie Frau Dr. Urbani, Lektorin im Schattauer Verlag, die wesentlich zur Verbesserung der Verständlichkeit des Textes beigetragen haben.

Zur besseren Lesbarkeit habe ich mich für die männliche Sprachform entschieden – die vielen Frauen als Therapeutinnen und Patientinnen sind selbstverständlich inbegriffen.

Die in diesem Buch beschriebenen psychologischen Experimente werden in einer Ausstellung der Stiftung Psyche in Stuttgart gezeigt, wo ergänzend auch Gruppentherapien und Workshops zur Selbsterfahrung und Vertiefung psychologischer Kompetenzen durchgeführt werden.

Es gibt heute somit viele Möglichkeiten der Auseinandersetzung mit dem Thema Angst. Man muss kein Hegel und kein Goethe sein, die selbst mit diesem Thema konfrontiert waren, um Ängste zu verstehen und damit besser im Leben zurechtzukommen.

Stuttgart, im Juni 2015 **Fred Christmann**

Inhalt

1 Einführung

Unsere Lebensbedingungen in Europa sind heute weitgehend von Frieden, Sicherheit und Wohlstand geprägt. Es wäre zu erwarten, dass Angst in unserem Leben keine nennenswerte Rolle mehr spielt und nur im evolutionär vorgesehenen Kontext auftritt. Angst beschränkt sich heute jedoch keineswegs nur auf tatsächliche Bedrohungssituationen.

Der Angstforscher Borwin Bandelow (Bandelow 2004) geht von 17 Millionen Menschen aus, die in den deutschsprachigen Ländern von einer Angsterkrankung betroffen sind. Demnach leiden 25 Prozent aller Menschen wenigstens einmal in ihrem Leben an einer Angststörung. In psychotherapeutischen oder psychiatrischen Einrichtungen gehören übermäßige Ängste zu den häufigsten Beschwerden der Patienten. Doch weisen auch viele somatische Erkrankungen eine Angststörung als Ursache auf. Noch bis vor wenigen Jahren wurden die auslösenden Ängste von Hausärzten zumeist nicht erkannt. Heute dagegen vermuten viele Allgemeinärzte bei unklaren chronischen Beschwerden zumindest eine psychische Komponente und überweisen ihre Patienten dann zu einem Psychiater oder Psychotherapeuten. Eine solche Überweisung wird von Patienten inzwischen auch viel positiver aufgenommen als noch vor wenigen Jahren.

Da Angst eine natürliche Reaktion des Körpers ist, fällt die Abgrenzung zur Erkrankung oft nicht leicht. Von einer Angststörung ist auszugehen, wenn die Angst unangemessen (Unfähigkeit zum Urinieren in öffentlichen Toiletten) oder stark übertrieben ist (Denkblockade in Prüfung). Sie kann unspezifisch auftreten, d.h. ohne konkreten Auslöser, oder durch ein bestimmtes Objekt (Spinne) oder eine Situation (enger Raum) entstehen. Wichtig ist das Kriterium der Belastung, also wie sehr ein Mensch unter der Angst leidet. Die körperlichen Reaktionen (Herzklopfen, Schwindel, Schweißausbruch, Mundtrockenheit, Übelkeit usw.) selbst sind dabei weniger entscheidend als vielmehr deren Intensität, Dauer und Häufigkeit. Sie geben deutlicher Aufschluss darüber, wie sehr das Leben des Betroffenen beeinträchtigt ist.

Obwohl Angsterkrankungen (ebenso wie andere psychische Störungen) im letzten Jahrzehnt häufiger diagnostiziert wurden, glauben Experten nicht an eine Zunahme der Störungen. Sie vermuten eher, dass der veränderte Umgang der Betroffenen mit ihrem Leiden, die größere Informiertheit und Sensibilität bezüglich psychischer Belastungen die Behandlungszahlen explodieren lassen.

Die Öffnung der westlichen Gesellschaften nach dem Zweiten Weltkrieg und der wissenschaftliche Fortschritt führten zu einer fortschreitenden Enttabuisierung psychischer Erkrankungen. Hinzu kommen die Veränderungen des modernen Lebens mit seiner Reizüberflutung und dem Verlust an Kontinuität, deren Bedeutung für das veränderte Zusammenleben der Menschen gar nicht hoch genug einzuschätzen ist. Sie fordern bei Betroffenen, Angehörigen und den Verantwortlichen im Gesundheitswesen ein Umdenken in der Bewertung psychischer Krisen: Die psychiatrischen und psychotherapeutischen Behandlungsangebote werden stark ausgeweitet und professionalisiert. Es ist nicht mehr notwendig, körperliche Schmerzen anzuführen, um Hilfe erwarten zu können. Jeder, der ein seelisches Leiden vorbringt, findet auch Gehör.

Diese insgesamt erfreuliche Versorgungsentwicklung ist jedoch keinesfalls abgeschlossen. Noch immer bestehen subtile Vorbehalte gegenüber psychisch Erkrankten und Psychotherapie. Sie zeigen sich z. B. darin, dass die Diagnose Burnout von Betroffenen und Angehörigen wesentlich besser angenommen wird als die inhaltlich entsprechende Diagnose Depression. Psychische Erkrankungen werden mitunter eher als Charaktermangel denn als Krankheit angesehen, der Betroffene sei quasi selbst schuld. Und die Wirksamkeit von Psychotherapie wird trotz guter Belege anders als die Körpermedizin auch immer wieder in Frage gestellt.

In meiner langjährigen Tätigkeit als Psychotherapeut, Supervisor und Leiter eines Ausbildungsinstituts für Psychotherapie habe ich die unterschiedlichsten Ängste von Kindern und Erwachsenen kennengelernt. Ich habe viel Leid bei den Betroffenen und ihren Angehörigen erlebt, aber auch beeindruckende Veränderungen beobachtet und therapeutische Erfolge erzielt. Im Folgenden möchte ich exemplarisch einige Beispiele aus der Arbeit mit meinen Patienten kurz schildern:

- Ein 30-jähriger Mann scheiterte trotz 7-jähriger (analytischer) Psychotherapie immer wieder an seiner Abschlussprüfung an der Universität. Er litt unter Verzweiflungsgefühlen, zu denen sich auch eine körperliche Erkrankung gesellte. Nach einem Vierteljahr (verhaltenstherapeutischer) Behandlung bestand er souverän seine Prüfung. In der Folgezeit verschwanden auch alle somatischen Beschwerden, wie ein seit Jahren behandeltes endogenes Ekzem.
- Ein 15-jähriger Schüler konnte aufgrund seiner großen sozialen Ängste die elterliche Wohnung nicht mehr verlassen. Eine medikamentöse Behandlung zeigte keine Wirkung. Zwei Jahre lang war er von einem Psychiater krankgeschrieben worden und besuchte keine Schule. Nach vier Monaten therapeutischer Arbeit mit ihm schaffte er den Wiedereintritt in die Schule und erlangte ohne weitere Komplikationen seinen Schulabschluss.

- Eine 43-jährige Frau war trotz weitgehend erfolgreicher Behandlung ihrer Panikstörung und trotz erweiterten Aktionsradiuses noch nicht in der Lage, selbstständig mit dem Auto zu fahren. Nach nur zwei Sitzungen setzte sie sich wieder hinter das Steuer und fährt seitdem regelmäßig ihren Ehemann zur Arbeit.
- Ein 9-jähriges Kind litt unter extremen Schlafstörungen, nachdem es auf seinem Fahrrad von einem Auto angefahren worden war. Es zeigte Aggressionen und war unfähig, konzentriert zu lernen. Durch die therapeutische Bewältigung des Traumas gelang seine emotionale Stabilisierung. In der Folge legten sich die Verhaltensstörungen weitgehend.

Zwar sind die geschilderten Erfolge Einzelfälle, doch die Prinzipien der Angstbewältigung ziehen sich als roter Faden durch alle Behandlungen.

Wie konnte diesen Patienten geholfen werden? Welches sind die wichtigsten Vorgehensweisen zur Überwindung von Ängsten? Was unterscheidet die erfolgreiche von der weniger effektiven Behandlung? Welche Fehler gilt es zu vermeiden? Welche Konstanten sollten besser akzeptiert werden, statt eine Veränderung erzwingen zu wollen? Auf all diese Fragen will das Buch eine Antwort geben. Es ist kein Lehrbuch, das die Entwicklung und den neuesten Stand wissenschaftlicher Erkenntnis beschreibt. Es soll vielmehr helfen, Angst in seiner Gänze zu verstehen, um konkrete Hilfestellung zu bieten. Das Buch vermittelt, wie die Entstehung von Ängsten verhindert und bestehende Ängste wirksam bekämpft werden können. Als Begleitbuch hilft es Patienten, die sich in Psychotherapie befinden, noch größeren Nutzen aus ihrer Behandlung zu ziehen. Als Aufklärungsmedium möchte es Partnern, Erziehern und Vorgesetzten von ängstlichen Personen verdeutlichen, inwiefern ihre Interaktion die Ängste von Betroffenen unfreiwillig verstärken und aufrechterhalten kann – und wie im Gegensatz dazu eine Hilfestellung zur Angstverminderung möglich ist. Durch die Förderung des Verständnisses für das Alltagsphänomen Angst trägt es dazu bei, die Rahmenbedingungen unseres Zusammenlebens sowie die Nutzung der gesellschaftlichen Ressourcen zu verbessern. Schließlich wendet es sich an Therapeuten, die noch relativ wenig Erfahrung mit Angstbehandlungen haben. Ihnen soll das Buch die Orientierung hinsichtlich der Vielzahl an Behandlungsmaßnahmen und -techniken erleichtern und die Effektivität ihrer Intervention verbessern.

Im Laufe meiner Arbeit als Therapeut konnte ich den meisten Menschen helfen, die in ihrem Leben eine Veränderung erreichen wollten. Den Psychologen und Pädagogen in Ausbildung, die nach ihrem Studium die Weiterbildung zum Psychotherapeuten in meinem Institut absolvierten, habe ich meine therapeutische Erfahrung in Seminaren vermittelt. In diesem Buch sehe ich die Möglichkeit, meine Kenntnisse, wie sich Angsterkrankungen am besten behandeln lassen, an einen größeren Kreis von Therapeuten, Betroffenen, Bezugspersonen und psychologisch Interessierten weiterzugeben.

Lassen Sie sich anregen von den Möglichkeiten, Ängste in den verschiedensten Lebenslagen gezielt und effektiv zu bekämpfen. Dieses Buch eignet sich für jeden, der sich selbst oder einen Mitmenschen unterstützen möchte. Lehrer (und Erzieher) erhalten eine wertvolle Hilfestellung für die Arbeit mit ihren Schülern; Patienten können mit dem Wissen und der Erfahrung, die in diesem Buch schlummern, ihr eigener Coach werden und ihren Umgang mit der Angst gezielt verbessern. Trotz besserer Versorgung in der Psychotherapie ist jedoch das Income/Outcome-Verhältnis in der Behandlung von Angststörungen heute gegenüber den 1980er-Jahren rückläufig (Hand 2014). Die damals junge Verhaltenstherapie war sehr innovativ und ihre Vertreter mussten sich noch beweisen. Sie verließen das Therapiezimmer und stellten sich direkt der jeweils problematischen Situation, um sich von den eher aufs Gespräch fokussierten Therapeuten zu unterscheiden. Die damit einhergehenden Erfolge und deren Bestätigung durch die Wissenschaft ermöglichten schließlich die Kassenzulassung für die Verhaltenstherapie. Kurz gesagt: Verhaltenstherapie ist wirksam – bereichern Sie also das Leben Ihres Patienten, Ihr eigenes Leben und das Ihrer Lieben. Weniger Angst, mehr vom Leben!

2 Die natürliche Angstreaktion und das Vermächtnis der Evolution

In der Geschichte der Menschheit kommen Veränderungen nur sehr langsam zustande. Die Landwirtschaft entwickelte sich vor etwa 10.000 Jahren, Staatsregierungen entstanden vor rund 5.000 Jahren. Seit 100.000 Jahren erst existiert der moderne Homo sapiens. Noch immer sind die Gene und das Verhalten des Menschen im Wesentlichen von seiner Frühgeschichte geprägt. Zu dieser Geschichte gehören vielerlei Ängste. Sie sind sein evolutionär-biologisches Erbe.

Angst hat also eine lange Tradition. Jeder kennt Angst, sie ist eine natürliche Reaktion des Körpers und gehört als solche zur Gattung Mensch. Angst tritt bei Naturvölkern genauso auf wie in modernen Gesellschaften. Sie beschränkt sich nicht auf eine Bevölkerungsgruppe, sondern kommt in allen sozialen Schichten vor. Obwohl sie allgemeingültige Züge trägt, die auf jeden Menschen gleichermaßen zutreffen, und auch stark kulturell geprägt ist, tritt sie doch als ein individuelles Phänomen in Erscheinung. Sie flammt kurz auf oder lähmt anhaltend, tritt mit großer Heftigkeit auf und löst akute Panikgefühle aus; oder sie wirkt unbemerkt und zeigt sich nur indirekt.

Jared Diamond hat als Anthropologe nicht nur in unterschiedlichen Kulturen der Welt gelebt, sondern auch die letzten isoliert lebenden Gesellschaften in Südamerika, Australien und Neuguinea direkt beobachten können (Diamond 2012). Selbst in diesen kleinen, autonom existierenden Gemeinschaften, in denen sich die Mitglieder untereinander persönlich kennen, erleben die Menschen Ängste. Vor allem besteht eine große Angst vor Fremden. Begegnungen mit Fremden bedeuten für diese abgeschotteten Kulturen zumeist Krieg. Doch die Mitglieder der Gemeinschaft schämen sich ihrer Ängste nicht. Es gibt kein Machotum, keinen übertriebenen Männlichkeitsgestus, der Angst als ehrverletzend empfindet. Angst gehört ganz natürlich zum Leben.

Abgebaut wird sie durch eine gemeinsame Lernerfahrung, an der sich die Gruppe unterstützend beteiligt. Eine solche Lernerfahrung entsteht etwa durch:

- Vorbereitung (genaues Untersuchen von Tierspuren auf der Jagd)
- Übung (schon kleine Kinder hantieren mit spitzen Pfeilen und werden frühzeitig auf das Töten von Fremden vorbereitet)
- Rituale (religiöse Zeremonien, wie etwa Beten, stimmen psychisch auf bevorstehende Auseinandersetzungen ein; sie ermöglichen die symbolische Bändigung des Unkontrollierbaren und helfen so bei der Angstkontrolle).

Wie zeigt sich Angst im Tierreich? In der Fauna finden sich sowohl die typischen Fluchttiere, die bei jedem Anzeichen von Gefahr Reißaus nehmen, als auch die Jäger, die auf Beute aus sind und dabei ihr Leben aufs Spiel setzen.

Während der Regenzeit leben die Gnus in großen Herden in den nahrungsreichen Ebenen der Serengeti in Tansania. Hier wird ihr Leben von den vielen Löwen bedroht, die im selben Revier nach Futter jagen. Mit dem Ende der Regenzeit zieht die Herde weiter Richtung Norden, in das heutige Kenia, wo sie mehr schmackhafte Gräser finden. Auf ihrem Weg dorthin gilt es, den Mara-Fluss zu überqueren, der von zahlreichen hungrigen Krokodilen bevölkert wird. Es kostet die Gnus Überwindung, durch den Fluss zu gehen. Sie scheinen um die Gefahr zu wissen, die darin lauert. Sie zögern, doch es gibt keinen anderen Weg, kein Gnu kommt um die Überquerung herum. Von allen Seiten drängt die Masse der Herde nach.

Das Gnu ist kein kleines Tier. Seine Länge beträgt etwa zwei Meter; es hat eine Schulterhöhe von 1,30 Meter und bringt ein Gewicht von 200 Kilogramm auf die Waage; am Kopf befinden sich kurze, kräftige Hörner. Das Erstaunliche ist nun: Wird ein Gnu von einem Krokodil gepackt, wehrt es sich nicht gegen den Angreifer. Seine ganze Überlebensstrategie besteht darin, sich über Wasser zu halten. Instinktiv hofft es darauf, dass dem Krokodil mit der riesigen Beute im Maul die Kraft ausgeht. Und tatsächlich gelingt es auf diese Weise manch einem Gnu, dem Tod zu entrinnen. Die anderen Herdenmitglieder ziehen unterdessen weiter. Der Todeskampf eines Artgenossen ist nichts, was sie zum Verweilen brächte. Die einzige Möglichkeit, das Überleben der Herde sicherzustellen, ist die Ankunft am ersehnten Futterplatz.

Erst mit dem Neubeginn der Regenzeit kehren die Herden wieder zu den üppig sprießenden Nahrungsvorräten der Serengeti zurück. Abermals durchqueren sie den von Krokodilen bevölkerten Fluss, nur um an ihrem Ziel wiederum von den hungrigen Löwen erwartet zu werden. Doch während zwei Drittel der Löwen in der Zwischenzeit verhungert sind, hat sich die Gnu-Population nahezu verdoppelt. Ihre Strategie, sich nicht um den Verlust eines Einzelnen zu kümmern, sondern den fruchtbaren Ort aufzusuchen und sich zu vermehren, hat sich als erfolgreicher herausgestellt.

Aus unserer Sicht, die wir gern als die zivilisierte betrachten, scheint es erbärmlich, wie die Gnus sich wehrlos ihrem Jäger ergeben – als ob sie sich dem Tod teilnahmslos hingäben. Doch die Angst des einzelnen Gnus wird, im Rahmen des Futtergebots, durch das Kollektiv bewältigt. Zwar empfindet das einzelne Gnu Angst, aber es braucht sich nicht als defizitär zu erleben. Verglichen mit den anderen Gnus ist die Angst des einzelnen nichts Besonderes. Alle Gnus haben gleichermaßen Angst und fliehen vor den Krokodilen und Löwen. Im Angesicht dieser Bedrohung ist Angst gar die einzig angemessene Empfindung. Angst ist etwas ganz Natürliches.

Damit stellt sie weder im Tierreich noch bei den naturnahen Völkern ein Problem dar. Wie aber geht der heutige Mensch mit dieser Naturanlage um?

3 Erscheinungsformen der Angst

Das Leben im westlichen Kulturkreis ist von Individualisierung und Verstädterung gekennzeichnet. Ständig umgeben uns Menschen, die uns fremd sind und mit denen wir eigentlich nichts zu tun haben wollen. Zwar sorgt die staatliche Organisation mit ihrem polizeilichen Gewaltmonopol dafür, dass wir uns relativ sicher fühlen und uns kaum zu fürchten brauchen. Dennoch ist unser Gehirn evolutionär betrachtet für eine ganz andere Umgebung, nämlich überschaubare Gebiete mit bekannten Personen, ausgelegt. Das macht uns empfänglich für die verbreiteten Phänomene Agoraphobie und Panikstörung.

Der moderne Mensch kennt keine absoluten Gewissheiten. Es existiert keine eindeutige Richtlinie für unser Handeln mehr. In dieser hoch individualistischen Gesellschaft, in der die persönlichen Bindungen sehr fragil sind, obliegt dem Individuum selbst die Verantwortung für sein Leben. Bei diesem Wettbewerb um das persönliche Glück kommt es zu einer großen Vereinsamung des Einzelnen und zum ständigen Vergleich mit erfolgreichen Anderen, die der sozialen Phobie Vorschub leisten.

Doch Angst braucht nicht notwendig nur ein quälendes Gefühl zu sein, das Macht über uns hat. Sie kann auch mit Lust verbunden sein. Gruselfilme, Vergnügungsparks und viele Sportarten jagen uns wohlige Schauer über den Rücken. Besonders verbotene Aktivitäten, wie illegale Autorennen, können eine als lustvoll empfundene Angst auslösen.

Neben der Stimulation unseres Lustempfindens warnt uns Angst auch vor Gefahren. Diese Warnfunktion muss nicht auf eine bestimmte Situation oder ein konkretes Objekt bezogen sein. Gerade in unserer Auslieferung an die gesellschaftlichen Umstände benötigen wir eine unspezifische Angst, die uns hilft, uns mit uns selbst und der umgebenden Welt auseinanderzusetzen. Damit können wir Angst auch als nützlichen Antrieb zum Erkenntnisgewinn verstehen. Sie stiftet uns an, über uns selbst nachzudenken.

Bei dieser Instrumentalisierung der Angst als Erkenntnisantrieb kommt es auf das rechte Maß an. Wer zu viel in sich hineinhört, wer alles hinterfragt, wird erst recht verunsichert, sieht überall Probleme und scheut Entscheidungen wie auch neue Aufgaben. Unspezifische Angst kann allerdings auch die unermüdliche Arbeitswut des Workaholics speisen. Unter großer Anstrengung versucht er, einen Leerlauf zu vermeiden, der ihn zwingen würde, sich mit dem eigenen Leben zu beschäftigen. So aber binden die Fesseln der Arbeit seine mentalen Kräfte und verhindern, dass er auf sich selbst zurückgeworfen wird und sich die Unsicherheit und Angst in ihm zeigen.

Auch hinter folgenden Phänomenen kann sich Angst verbergen:

- Vermeidungsverhalten
- Aktionismus
- Rivalisieren
- psychosomatische Beschwerden
- (starres) Festhalten an Gewohnheiten.

Der Unterschied zwischen einer angemessenen Form der Angst, die uns nützt, und einer übertriebenen Angst ist fließend. Das, was wir als rechtes Maß von Angst verstehen, ist abhängig von unserer Bewertung.

Viele Ängste sind weit verbreitet und sozial akzeptiert. Dazu gehört etwa bei Kleinkindern die Angst vor Fremden, bei Frauen die Angst vor Dunkelheit. Dagegen sind andere Ängste höchst skurril und schwer nachvollziehbar, wie z. B. die Angst einer Frau vor Schwangerschaft, die gar keinen Kontakt zu Männern hat. Die Angst vor Raubtieren erscheint sehr vernünftig, die Angst vor harmlosen Spinnen aber höchst irrational. Wieder andere Ängste sind dem Betroffenen peinlich und lösen Scham aus. Dazu gehört etwa die Angst vor dem Erröten.

Wenige Ängste sind tatsächlich geschlechtsspezifisch. Zu den spezifisch männlichen Ängsten gehört die Angst vor sexuellem Versagen oder die panikartige Angst vor dem plötzlichen Verschwinden des Penis bei männlichen Angehörigen von Naturvölkern.

Obwohl Ängste grundsätzlich in jedem Lebensalter auftreten können, gibt es einige, die in bestimmten Altersspannen deutlich häufiger vorkommen. Dazu gehört die Agoraphobie, die meist unvermittelt im jungen Erwachsenenalter ausbricht. Sie überrascht besonders leistungsorientierte Menschen, die bis dahin nicht als ängstlich galten. Die Ausformung der Angst zur Erkrankung zeigt sich bei den meisten Ängsten nicht schon im Kindesalter, sondern erst mit dem Erwachsenwerden.

Ängstliche Menschen haben keineswegs in jeder Situation mehr Angst als andere. Bei Katastrophen hat sich immer wieder gezeigt, dass ängstliche Personen angesichts der realen Gefahr weniger Angst zeigen als bei eigentlich harmlosen Begebenheiten, in denen die Angsterkrankung zum Vorschein kommt. Bei einem Autounfall können sie sich z. B. sehr zupackend um andere Beteiligte kümmern, während manch eine vermeintlich wenig ängstliche Person vor Schreck wie gelähmt wirkt.

Zukunftsangst meint ein Sich-Sorgen um die zukünftigen Lebensverhältnisse. In repräsentativen Umfragen (Quelle: R+V Infocenter 2014) dominieren Ängste mit Bezug zu wirtschaftlich/politischen Themen: 61 % der Deutschen befürchten steigende Lebenshaltungskosten, 50 % eine sich verschlechternde Wirtschaftslage. Diese und ähnliche Sorgen, z. B. dass die Rente im Alter nicht ausreicht, haben seit 2001 stetig zugenommen. Krankheitsängste haben dagegen deutlich abgenommen von damals 66 % auf 40 % im Jahr 2013. Angst vor Straftaten ist mit 24 % heute nur noch halb so ausgeprägt wie die Angst vor Terrorismus (43 %).

Zukunftsängste werden stark von Medienberichten in Verbindung mit Einzelwahrnehmungen beeinflusst. Eine Zunahme an bettelnden Personen im Stadtbild scheint Berichte über eine Gefährdung des Wohlstands zu bestätigen; der noch ungewohnte Anblick von gänzlich schwarz verschleierten Frauen kann in Verbindung mit Terrorismusmeldungen ein Gefühl von Kontrollverlust verstärken so wie auch Unrat und Wandschmierereien im Zusammenhang mit Nachrichten über Politikversagen.

Nicht wenige Ängste hängen mit falscher unbewusster Einschätzung des Risikos zusammen. So fürchten sich angesichts der realen Gefährdung viel zu wenige Menschen vor dem Straßenverkehr im Vergleich zum Flugzeug. Auch bei Umwelt- und Krankheitsängsten fürchten viele die falschen Risiken. Krebserkrankungen z. B. haben sehr viel häufiger ihre Ursache in ungesunder Ernährung, die deutlich mehr gefürchteten Pestizidrückstände stellen dagegen fast keine Gefahr hinsichtlich einer Krebserkrankung dar. Eine bessere Balance zwischen Risiko und Angst lässt sich durch Information erreichen. Die heutige Informationsflut beeinflusst jedoch manchmal in die falsche Richtung. So fürchten wir, was viel thematisiert wird, seien es die Gefahren des Fliegens, seien es Morde, die Globalisierung oder der Kursverfall bei Aktien.

Im Oktober 2014 gab es in allen relevanten Medien wieder einmal Horrormeldungen über das Abkühlen der Wirtschaft: der schlimmste Rückgang seit 2009 … Angesichts der Flaute in den südeuropäischen Ländern und der Russland-Ukraine-Krise war die Situation in Deutschland recht stabil, die Arbeitslosenzahl sank sogar. Das Wirtschaftswachstum kletterte in Deutschland gegenüber dem Vorjahr von 0,4 % auf 1,3 % – eine Steigerung, die es viele Jahre nicht mehr gegeben hatte. Aber weil die Experten eine noch höhere Steigerung auf 2,0 % vorhergesagt hatten, kehrte sich die Betrachtung im Oktober 2014 ins Gegenteil um. Die Entwicklung war positiv, nur die Experten hatten sich getäuscht. Und die Meldungen darüber in den Medien erweckten einen bedrohlichen Eindruck.

Solches Sich-Sorgen hat mit der Denaturierung des modernen Lebens und unserer allgemeinen Entwurzelung durch schnelle und vielfältige Veränderungen zu tun. Zukunftsangst ist kein Fall für Psychotherapie, sondern kann nur von uns selbst bewältigt werden. Wir können uns selbst vor verunsichernder Informations- und Beeinflussungsflut schützen und unser Grundbedürfnis nach Kontrolle befriedigen:

- durch das Wiederherstellen von überschaubaren Lebensbereichen und sozialen Netzen sowie
- durch bewussten Verzicht auf die heute so gut wie immer in Überzahl gegebenen Optionen.

Das entscheidende Kriterium für die Behandlungsbedürftigkeit von Ängsten haben wir schon genannt. Es ist das persönliche Leiden an der Angst und wie sehr sie uns im Alltag einschränkt.

Angst kommt sowohl allein vor, als auch zusammen mit anderen Störungen. Treten Ängste als Ursache, Folge oder Begleiterscheinung anderer psychischer Störungen auf, z. B. Depressionen, spricht die Wissenschaft von Komorbidität. So kommt z. B. die soziale Phobie, also die Angst, nicht zu genügen und von anderen abgelehnt zu werden, als häufigste Angsterkrankung besonders oft zusammen mit Alkoholismus vor. Auch ist sie häufig dessen Ursache. Komorbidität ist ein häufiger Grund für therapeutische Misserfolge.

4 Neurobiologische Erkenntnisse

Neben den psychologischen und philosophischen Aspekten der Angst kennen wir heute auch die neurobiologischen Grundlagen der Angstreaktion (► Abb. 4-1). Auch wenn wir das Angstnetzwerk im Gehirn noch nicht vollständig verstehen, so wissen wir doch, dass Angst unabhängig vom Auslöser immer eine bestimmte körperliche Reaktion darstellt. Wodurch wird diese körperliche Angstreaktion ausgelöst?

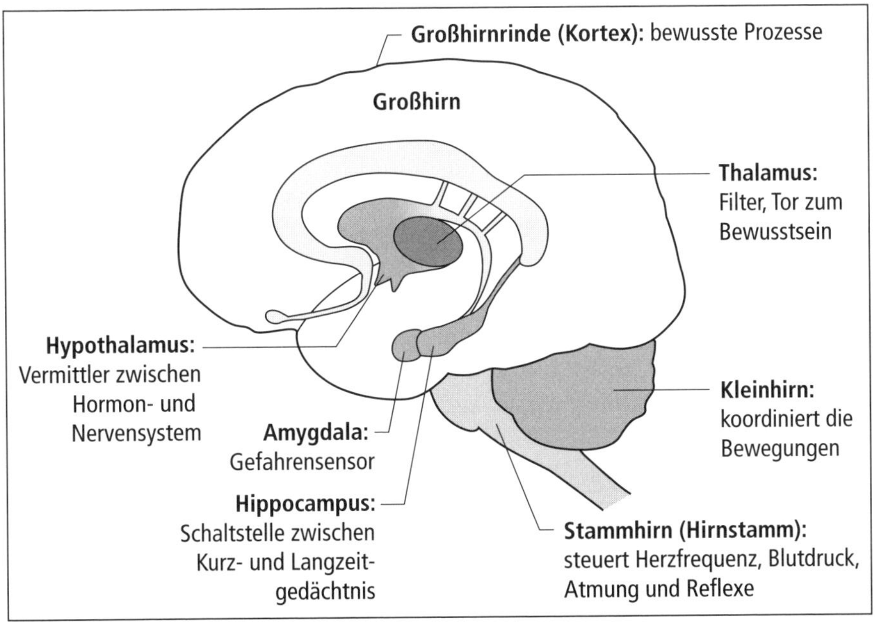

Abb. 4-1 Querschnitt durch das Gehirn und die für eine Angstreaktion bedeutsamen Areale.

Zunächst wird über die Sinnesorgane und die Gefühlssinne eine Bedrohung wahrgenommen. Im Gehirn wird sie vom Thalamus, einem Filter und Verteiler, als wichtig oder unwichtig eingestuft und an die zuständigen Bereiche im Gehirn weitergeleitet. Für die Weiterleitung sind zwei Schaltkreise zuständig. Der langsamere von beiden geht verzweigt vor. Er ermöglicht eine genauere Analyse und ein bewusstes Verstehen. Der zweite ist direkt mit der Amygdala, dem Gefahrensensor im Gehirn, gekoppelt. Dort können alle notwendigen Systeme im Körper sofort aktiviert werden, um sowohl einen entschlossenen Kampf als auch eine rasche Flucht zu ermöglichen. Ein solcher „Schnellschuss" über die Amygdala erlaubt zwar die unter Umständen lebensrettende Aktion, aber eben keine gründliche Analyse. Sie ist somit anfällig für einen Fehlalarm.

In der Amygdala erfahren die wahrgenommenen Ereignisse eine emotionale Wertigkeit, die für das weitere Handeln, aber auch für das Erinnern, wesentlich ist. Zu diesem Zweck ist die Amygdala mit dem Hippocampus verbunden. Dort wird die eingegangene Bedrohung mit den Vorerfahrungen verglichen. So kann entweder Entwarnung signalisiert oder eine schnelle Angstreaktion ausgelöst werden. Die rasche körperliche Reaktion ist dann notwendig, wenn Elemente einer früheren Angstsituation, z. B. das Knurren eines Hundes oder das Gedränge in einem Kaufhaus, als Hinweise auf Gefahr identifiziert werden. Diese Warnfunktion vor bedrohlichen Objekten und Situationen stellt den ursprünglichen Zweck des Gedächtnisses dar. Dabei ist es unwichtig, zu welchem Zeitpunkt eine bestimmte Gefahr schon einmal eingetreten ist – eine lexikalische Speicherung ist für das Überleben des Organismus nebensächlich. Im Vergleich zur Warnfunktion sind auch Erinnerungen an schöne Kindheitserlebnisse geradezu irrelevant.

Untersuchungen haben gezeigt, dass die Amygdala durch erschrockene Gesichtsausdrücke besonders stark aktiviert wird. Dies gilt auch, wenn Gesichter so kurz präsentiert werden, dass eine bewusste Wahrnehmung nicht möglich ist. Die Beobachter erinnern sich dann zwar nicht an das Gesehene, zeigen aber dennoch Angstreaktionen (Bellebaum, Thoma und Daum 2012). Hier erkennen wir eine Grundlage für das Beobachtungslernen (siehe Kap. 5.4) und die eingeschränkte Fähigkeit, Ängste bewusst nachzuvollziehen und zu verstehen.

Das Angstnetzwerk im Gehirn ist damit keineswegs ausreichend beschrieben. Die Milliarden von Gehirnzellen (Neuronen) müssen miteinander kommunizieren, um Gedanken, Gefühle usw. zu bewirken. Dies gelingt mithilfe von Boten (Neurotransmitter), die zwischen den Neuronen hin- und herwandern. Wie eine empfangene Botschaft interpretiert wird, hängt auch davon ab, in welchem Hirnareal sie ankommt. Auch die Menge der Neurotransmitter spielt eine Rolle. Werden sehr viele ausgeschüttet, übertragen diese auch viele Botschaften. Ein relativ unwichtiges Ereignis kann sich dann wie ein wichtiger Sachverhalt anfühlen. Das Gehirn versucht, die verschiedenen Neurotransmitter in einer Balance zu halten. Chronischer Stress schafft jedoch einen Mangel, es entsteht ein Ungleichgewicht und der Stress verhindert zudem den Aufbau neuer Vorräte. Neben anderen Vorgängen spielt auch die Hormonausschüttung eine wichtige Rolle. Angst setzt den Körper in Alarmbereitschaft. Das Stresshormon Cortisol sorgt im Notfall dafür, dass nicht benötigte Körperfunktionen, wie Verdauung und Immunabwehr, abgestellt werden. Stattdessen kann zusätzliche Energie für die Gefahrenabwehr mobilisiert werden.

4.1 Sind Ängste schädlich?

Angst setzt im Körper in Sekundenbruchteilen eine Reihe von Prozessen in Gang, die ihn kurzzeitig zu Höchstleistungen befähigen und sein Überleben durch Kampf oder Flucht ermöglichen. Sie stellt wie zeitlich beschränkte Stressreaktionen allgemein eine Erfahrung dar, die zu bewältigen ist. Ständige Angst aber wirkt wie chronischer Stress: Es handelt sich um eine allostatische Last, die den Körper strapaziert. Zwar besteht kein Grund zur Sorge vor Überlastung oder gar einem frühen Tod durch häufige Angstzustände. Dennoch wäre eine Lebensführung mit überschaubaren Zielen und ausreichend Pausen zur Erholung angemessen.

Anhaltende Stressreaktionen graben sich tief ins Gedächtnis ein. Starke Belastungen in der (frühen) Kindheit wirken bis ins Erwachsenenalter fort. Medizinische Forschungen ergaben, dass Jungtiere, die längere Zeit von ihrer Mutter getrennt waren, noch im Erwachsenenalter emotionale Auffälligkeiten zeigten. Sie wiesen eine dauerhaft erhöhte Cortisol-Ausschüttung mit schädlichen Auswirkungen auf den Hippocampus auf. Frühkindliche Belastungen wirken sich insgesamt ungünstig auf die Hirnentwicklung aus – mit negativen Folgen u. a. auch für das Immunsystem.

Dauerhaftes Angsterleben, etwa im Krieg, führt häufig zu einer Gewöhnung. Die Menschen lernen in gewissem Umfang auch den Umgang mit extremem Stress. Dadurch lässt die Angst zwar nach, ist jedoch auch oft mit einer allgemeinen Abstumpfung und zwischenmenschlichen Verrohung verbunden.

Ängste sind also nicht nur ein subjektives oder gar eingebildetes Phänomen, sondern sie verdeutlichen ein intensives körperliches Geschehen. Je früher und anhaltender Ängste bei Tieren und Menschen ausgelöst werden, umso wahrscheinlicher werden sie die weitere Entwicklung von Körper und Psyche formen und das Leben dauerhaft beeinflussen.

4.2 Weshalb dominiert die Angst?

Das Gehirn hat sich evolutionär, das heißt bei „laufendem Betrieb", entwickelt. Es wurde nicht aus einer Theorie abgeleitet und nach mehreren Probeläufen ausgebessert, bevor es zum Einsatz kam. Stattdessen wurden fortwährend neue Strukturen an ältere, noch funktionsfähige Gehirnteile angebaut, „was zu Redundanzen, Ressourcenverschwendung, unnötiger Komplexität und manchmal sogar zu konkurrierenden Lösungen für das gleiche Problem führte" (Buonomano 2012, S. 19). Die in unserer DNA festgehaltenen Baupläne für das Gehirn sind noch die gleichen wie vor 100.000 Jahren. Doch die heutigen Lebensbedingungen sind völlig anders. Aus diesem Grund fällt es uns so schwer, die richtige Balance zwischen archaischer Veranlagung und moderner Einbettung dieser Urfunktionen zu finden. Ständig werden wir heute von Medien mit Informationen überflutet. Viele Menschen sind hin- und hergeworfen zwischen Neugier und Angst, die beide trotz gegensätzlicher Antriebe darauf abzielen, das Überleben des Menschen zu sichern. Angst schützt zwar vor Gefahren, verhindert möglicherweise jedoch bessere Lösungen. Bei sich ändernden Lebensgrundlagen braucht es immer wieder auch die Neugier, um geeignete, möglicherweise neuartige Wege der Daseinssicherung zu finden. „Die Evolution stand vor der schwierigen Aufgabe, gegensätzliche Triebe und Verhaltensweisen ins Gleichgewicht zu bringen, damit wir in einer unberechenbaren, sich ständig wandelnden Welt mit unzähligen Zukunftsszenarien zurechtkommen" (Buonomano 2012, S. 22).

Unser Gehirn ist in funktionalen Modulen organisiert, die je nach Aufgabe verschieden miteinander verbunden werden. So besteht das limbische System aus einer eng vernetzten Gruppe von Hirnarealen, die in verschiedene Bereiche des Großhirns, aber auch des Hirnstamms aussenden. Wichtige Bestandteile sind Hippocampus und Amygdala. Die Funktionen des limbischen Systems lassen sich nicht eindeutig abgrenzen. Seine Strukturen spielen für die Verarbeitung von Emotionen, für Lernen und Erinnerung eine große, jedoch keine ausschließliche Rolle. Durch diese assoziative Architektur des Gehirns werden seine überragenden Leistungen ermöglicht. Gleichzeitig ist dieser Aufbau verantwortlich für erstaunliche Fehler, die der Neurowissenschaftler Dean Buonomano in Anlehnung an die Computersprache „Brain Bugs" nennt. Fehlerhafte Erinnerungen kommen z. B. nach einer Vergewaltigung durch die assoziative Struktur des Gehirns zustande, die das einmal Erlebte mit aktuellen Eindrücken, etwa der Fragestellung durch die Polizei verbindet; so ist es möglich, dass die Erinnerung schließlich einen falschen Täter „produziert". Oder eine Angst gewinnt die Oberhand über die Vernunft wie bei der Flugangst oder vielen anderen falsch bewerteten Risiken. Unser Verhalten, unsere Entscheidungen sind das Produkt der beiden sich ergänzenden neuronalen Schaltkreise. Das automatische System arbeitet schnell und unbewusst. Es ist gefühlsbetont und achtet eher undifferenziert darauf, ob etwas gut/sicher oder schlecht/riskant ist. Die Einteilung und Speicherung der Welt erfolgt in Kategorien. Diese Art der Informationsaufbereitung gibt die Umwelt am besten wieder. Schon das Kleinkind unterscheidet schnell zwischen der Mutter und anderen, zwischen der Familie und Fremden. Ein Hund kann für sein Herrchen Schutz oder für einen Einbrecher Gefahr bedeuten. Durch die assoziative Verknüpfung entsteht gleichermaßen Erinnerung *und* Bedeutung.

Das Gehirn ist so organisiert, dass Verknüpfungen sehr schnell hergestellt werden. Beim Erleben einer Bedrohung werden bisher neutrale Reize zu neuen Hinweisreizen für Gefahren in der Zukunft. Schon allein durch die Vorstellung können eigentlich harmlose Reize zur Bedrohung werden. Der harmlose entgegenkommende Spaziergänger wird in der Vorstellung einer Frau, die eine Gefahr erwartet, bei Dunkelheit zum Verbrecher. Oder eine Information in einem Medikamenten-Beipackzettel kann echte Krankheitssymptome hervorrufen. Eine falsche Verknüpfung im Gehirn kann nicht ohne weiteres gelöscht werden, sondern bleibt ein Leben lang in den neuronalen Schaltkreisen des Gehirns verankert. Eine Veränderung ist dennoch möglich: Der automatische Schaltkreis kann unter Anleitung des reflektiven Systems lernen und fest verwurzelte Annahmen neu bewerten. So ist sichergestellt, dass Verzerrungen nicht dauerhaft zum Nachteil werden. Beispielsweise lassen die mit Bedrohung assoziierten Reize bei einer posttraumatischen Belastungsstörung eine Angst erleben (flashback), als wäre die Gefahr auch in der Gegenwart wieder aktuell. Werden diese Reize jedoch in einer Psychotherapie im biografischen Gedächtnis bewusst mit den anderen nicht-bedrohlichen Ereignissen des Tages der Traumatisierung vernetzt, können sie nicht mehr als isoliertes Phänomen mit jedem gegenwärtigen Augenblick assoziiert werden. Es entsteht eine Distanz zum gefürchteten Ereignis. Die erlebte Bedrohung wird zur *Erinnerung* – nach wie vor schlimm, aber vorüber. Die Angst davor ist nicht verschwunden, muss den Alltag jedoch nicht mehr dominieren.

Dass emotionale Erregung das vernünftige Denken dominieren kann, hängt sicherlich damit zusammen, dass die Amygdala einen größeren Einfluss auf die Hirnrinde (Kortex) hat als diese auf die Amygdala. Was wiederum damit zu erklären ist, dass es eine größere Anzahl an Verknüpfungen gibt, die von der Amygdala zum Kortex führen als Verknüpfungen in umgekehrter Richtung. Genau diese klare Ausrichtung ermöglicht seit jeher das schnelle und tatkräftige Handeln bei Gefahr und sichert so das pure Überleben.

Die Macken unseres Gehirns bezüglich unserer Ängste hängen wesentlich damit zusammen, dass die genetischen Grundlagen unserer Angst-Verknüpfungen im Gehirn für eine andere Zeit und sogar für eine andere Spezies bestimmt waren. Solche Bugs erklären sich zudem mit dem Lernen durch Beobachtung. Letzteres entwickelte sich in der Evolution früher als die Sprache. Es findet zum Teil unbewusst statt und ist somit nur teilweise der Vernunft zugänglich. Wir benötigen keine Erklärung, weshalb eine Situation gefährlich ist, wenn wir als unerfahrene Kinder sehen, wie unsere Bezugspersonen Angst zeigen. Seit jeher werden auf diese Weise Ängste vor Fremden (Feinden) weitergegeben. Kinder lernen die Angst vor Fremden u.a. durch Beobachtung, noch bevor sie direkten Kontakt mit potenziell gefährlichen Fremden haben. Diese Angst fördert die Bereitschaft zu Aggression gegenüber den Fremden (Feinden), weshalb es bei Naturvölkern bei der Begegnung mit Fremden (Eindringlingen) immer wieder zu kriegerischen Auseinandersetzungen kommt. In einer sich selbst erfüllenden Prophezeiung befeuert gegenseitige Angst die gegenseitige Aggression, was wiederum die Angst vor den Fremden zu rechtfertigen scheint. Heute sind wir in modernen Gesellschaften ständig von fremden Menschen umgeben und die Vertrautheit und Verlässlichkeit gewährenden sozialen

Beziehungen lösen sich zusehends auf, sodass Urängste latent immerzu befördert werden. Sie können sich ggf. in einer Agoraphobie, aber auch in Vorbehalten gegenüber anderen Nationen oder Flüchtlingen zeigen. Verstehen lassen sich Angstausbrüche und Vorbehalte nur zu einem Teil aus der Lebensgeschichte eines Betroffenen. Sie speisen sich eben auch aus unserer stammesgeschichtlichen Entwicklung. Information kann in begrenztem Maß auf die älteren Hirnstrukturen einwirken und beruhigen. Dort kann sie auch Neugier wecken, die dann dazu beiträgt, solche Ur-Ängste zu überwinden.

5 Psychologische Erkenntnisse durch Experimente

Den selbstständig ablaufenden körperlichen Prozessen der Angstreaktionen sind wir keineswegs hilflos ausgesetzt. Wir können lernen, Ängste zu verstehen, sie zu kontrollieren und besser mit ihnen umzugehen.

Psychologen kommen meist durch Befragung und Beobachtung zu ihren Erkenntnissen. Manche Untersuchungsgegenstände sind jedoch so vielschichtig, dass sie nicht durch bloße Beobachtung geklärt werden können. Sie erschließen sich auch nicht durch Befragung, weil der Vorgang unmerklich oder nicht bewusst passiert. In diesem Fall kann ein wissenschaftliches Experiment helfen, die Zusammenhänge zu analysieren (Christmann 2014). Wie sind solche Experimente aufgebaut?

Psychologische Experimente, die unter wissenschaftlicher Aufsicht durchgeführt werden, müssen allgemeingültig sein. Sie versuchen, Zufälligkeiten auszuschalten und sind beliebig wiederholbar. Eine größere Anzahl von Probanden sorgt dafür, dass das Ergebnis unabhängig von den jeweiligen Teilnehmern zustande kommt. Die vorab aufgestellte Hypothese wird durch das Experiment entweder bestätigt oder verworfen. Experimente haben viel zum psychologischen Erkenntnisgewinn beigetragen. Einige davon sind auch für das Thema Angst von großer Bedeutung.

5.1 Erlernen von Angst: Konditionierung

Iwan Petrowitsch Pawlow stieß bei seinen Forschungen Ende des 19. Jahrhunderts eher zufällig auf den Mechanismus der Klassischen Konditionierung. Er hatte beobachtet, dass bereits die Darbietung von Futter bei Hunden Speichelfluss auslöste. Der Speichelfluss zeigte sich als ein unkonditionierter natürlicher Reflex in Anbetracht des Futters.

Pawlow ging noch weiter und ließ wiederholte Male einen Glockenton kurz vor der Fütterung ertönen. Nach mehreren Wiederholungen reagierte der Hund schon allein auf den Ton mit Speichelfluss. Diese Reaktion war kein ursprüngliches Verhalten mehr, sondern ein konditioniertes, also gelerntes Verhalten. Der ursprünglichen Verknüpfung von Futter und Speichelfluss wurde ein neuer Reiz hinzugefügt: der Glockenton. Dadurch wurde ein bis dahin neutraler Reiz selbst zu einem auslösenden. Mit dem Modell der Konditionierung kann das Entstehen vieler psychosomatischer Störungen und Angsterkrankungen erklärt werden.

Ein anderer Forscher, John B. Watson, hat 1920 mit einem aus heutiger Sicht unethischen Experiment genau diesen Beweis erbracht: Angst kann durch klassische Konditionierung gelernt werden.

Die Versuchsperson, Little Albert genannt, geriet mit 9 Monaten aufgrund eines Krankenhausaufenthalts zum Forschungsobjekt. Zunächst wurden seine Reaktionen gegenüber Tieren und Objekten beobachtet. Er zeigte keine Angst und spielte unbefangen mit allen Dingen, etwa mit einer zahmen weißen Ratte. Allerdings zeigte er eine Furchtreaktion, wenn mit einem Hammer auf eine Eisenstange geschlagen wurde. Im Konditionierungsexperiment wurde dieses Geräusch erzeugt, während Albert die weiße Ratte zu sehen bekam. Nach zweimaliger Wiederholung weigerte er sich, die Ratte anzufassen; nach sieben Wiederholungen zeigte er schon beim Anblick der Ratte eine deutliche Angstreaktion. Schließlich übertrug er die Angst auf ähnliche Reize. Dazu gehörten sowohl andere Tiere mit Fell als auch weiße Objekte wie etwa Baumwollbüschel.

Untersuchungen zeigen, dass es beim Menschen nicht immer mehrerer Wiederholungen bedarf, um sich eine Angstverknüpfung anzueignen. Bei sehr bedrohlicher Paarung, z. B. dem Biss eines Hundes, kann schon ein einmaliges Zusammentreffen zweier Reize genügen, um eine konditionierte Furcht auszubilden. Unglücklicherweise wurde Albert aus der Klinik entlassen, bevor Watson eine Gegenkonditionierung zur Löschung der gelernten Angst durchführen konnte.

5.2 Löschen von Angst: Gegenkonditionierung

Pawlow hatte in seinen Untersuchungen gezeigt, dass die gelernte Verknüpfung des Fütterns mit dem Glockenton auch wieder gelöst werden kann. Ertönte die Glocke wiederholt, ohne dass danach eine Fütterung erfolgte, so wurde die Verknüpfung des Glockenschlags mit der Fütterung allmählich gelöscht. Der Hund reagierte nicht mehr mit Speichelfluss auf den Glockenton.

1924 führte Mary C. Jones mit dem 3-jährigen Peter, der sich vor Kaninchen fürchtete, eine solche Gegenkonditionierung durch. Jones versuchte es mit einer schrittweisen Annäherung: Sie bot dem hungrigen Peter sein Lieblingsessen an und rückte gleichzeitig das Kaninchen so nah an Peter heran, dass er es gerade noch ohne Angst aushielt. Nach mehreren Durchgängen konnte Peter das Kaninchen auf den Arm nehmen und streicheln. Er lernte, dass der angstbesetzte Reiz keine Gefahr darstellte.

Merke

Generell gilt: Die erlernte Verknüpfung bestimmter Reize, also Objekte oder Situationen, mit Angst kann auch wieder gelöst werden. Die neuronale Verbindung im Gehirn wird zwar nicht vollständig gelöscht, aber so weit abgebaut, dass keine Angstreaktion mehr ausgelöst wird. Sie bleibt als Spur bestehen und kann jederzeit schnell wieder reaktiviert werden.

In psychologischen Untersuchungen an amerikanischen Veteranen des Zweiten Weltkriegs zeigte sich auch mehr als 15 Jahre nach Kriegsende eine Komponente einer konditionierten Reaktion (Steiner 2007). Bei einer Serie von akustischen Reizen reagierten die Angehörigen der US-Navy mit signifikanter Änderung der psycho-galvanischen Hautreaktion. Die rasch aufeinanderfolgenden Gongschläge ertönten während des Krieges auf US-Schiffen als Signal, die Gefechtsposition einzunehmen. Nur bei Navy-Veteranen, nicht aber bei Veteranen anderer Waffengattungen, löste dieses Signal noch die starken physiologischen Reaktionen aus. Diese waren ursprünglich Bestandteile der Angstreaktion in Erwartung eines Angriffs. Die aufgrund der langen Zeitspanne ohne Kriegseinsatz zu erwartende Löschung dieser Angst war bei diesen Soldaten nicht komplett. Die übrig gebliebenen Komponenten der Angstreaktion können im Alltag auf andere Reize übertragen werden (Generalisierung) und bei häufiger Auslösung die Funktion des Organismus beeinträchtigen, z. B. psychosomatische Krankheiten bewirken. Ein Zusammenhang zwischen der ursprünglichen Angst und der späteren Erkrankung wird dann kaum erkennbar sein.

5.3 Bereitschaft zum Lernerwerb

Die klassische Konditionierung allein kann nicht ausreichend erklären, wie Ängste erlernt werden. Angst ist eine natürliche Reaktion, die das Überleben sichert. Damit hat die Angstreaktion eine genetische Grundlage. Manche Ängste existieren nur als ererbte Möglichkeit. Sie schlummern zwar, können aber unter bestimmten Umständen erlernt werden und offen zum Ausbruch kommen. Ob sich Ängste ausprägen und wenn ja, wie und wann, hängt von der individuellen Entwicklungsgeschichte ab und ist darüber hinaus oft auch kulturell beeinflusst.

Untersuchungen an Affen zeigten, dass zum Erwerb bestimmter Ängste eine biologische Vorbereitung gegeben sein muss. Frei lebende Affen etwa weisen eine ausgeprägte Angst vor Schlangen auf. Sie flüchten selbst vor harmlosen Spielzeugschlangen. Dagegen äußern ihre im Forschungslabor aufgewachsenen Artgenossen keinerlei Furchtreaktion. Zeigt man ihnen jedoch andere Affen, wie sie sich vor einer Schlange fürchten, übernehmen sie das beobachtete Verhalten.

Angst kann also auch durch Beobachtung gelernt werden. Die eigene Konfrontation mit einer Schlange ist keine notwendige Voraussetzung, um Angst vor ihr zu entwickeln. Eine sehr effiziente Methode des Erfahrungsgewinns ist es, das angemessene Verhalten bei Gefahren allein durch die Beobachtung der Artgenossen zu erlernen. Wie aber ist sicherzustellen, dass der Beobachtende das ängstliche Verhalten der Gattungsmitglieder mit der Schlange in Verbindung bringt, nicht aber mit anderen harmlosen Objekten in der Umgebung?

Auch dieser Frage gingen Forscher in verschiedenen Untersuchungen an Affen nach. In manipulierten Experimenten sahen Affen, wie ihre Artgenossen vor einer Blume erschraken. Dieses Verhalten übte jedoch keine Wirkung auf die beobachtenden Affen aus und wurde nicht übernommen. Das zeigt: Es gibt zwar eine angeborene Bereitschaft, Furchtreaktionen vor angstrelevanten Objekten, wie etwa Schlangen, auszuprägen, nicht jedoch gegenüber jedem beliebigen Objekt. Zum Erlernen von Ängsten gegenüber Objekten, die evolutionär betrachtet als harmlos gelten müssen, sind *traumatische* Erlebnisse notwendig.

Für die Lernbereitschaft des Menschen ist sein evolutionäres Erbe entscheidend. Es fällt ihm leicht, Verhaltensweisen zu verinnerlichen, die für das Überleben seiner Vorfahren bedeutsam waren. Aus diesem Grund treten Schlangen- und Spinnenphobien auch in Mitteleuropa auf, wo gar keine gefährlichen Vertreter dieser Arten beheimatet sind. Dagegen kommt es in aller Regel zu keiner Phobie vor Elektrizität, obwohl sie sehr gefährlich sein kann. Sie spielte in der Frühzeit der Menschheitsgeschichte ganz einfach keine Rolle.

5.4 Ängstlich durch Beobachtung

Menschen lernen wie Tiere vieles durch Beobachtung. Hirnphysiologische Grundlage dafür sind die Spiegelneurone. Beobachten wir eine andere Person und nehmen wir deren Gefühle wahr, löst diese Beobachtung in unserem Gehirn ähnliche Empfindungen aus. So können wir eine Erfahrung des anderen ohne direktes Lernen übernehmen oder auch den anderen empathisch unterstützen. Schon Babys sind sensibel für emotionale Reaktionen ihrer Bezugspersonen. Sobald Kinder gegen Ende des ersten Lebensjahres mobil werden, wenden sie sich selbst an die Erwachsenen. Das ist meist dann der Fall, wenn sie sich in einer unbekannten Situation befinden oder unsicher sind. Sie versuchen dann, sich mit dem eigenen Verhalten an den emotionalen Reaktionen der Erwachsenen zu orientieren (soziales Referenzieren).

Untersuchungen zeigen, dass negative Emotionen (Angst, Ekel) stärkeren Einfluss auf das kindliche Verhalten haben als positive Emotionen. Möglicherweise ist diese höhere Aufmerksamkeit für negative Signale evolutionär bedingt. Sie diente einst dem Überleben in einer feindlichen Umgebung. Die unangenehmen negativen Emotionen wurden gemieden, indem ein großer Bogen um den gefährlichen Auslöser gemacht wurde.

In einer Studie wurden nicht-ängstliche Mütter von Einjährigen trainiert, sich in der Begegnung mit einer fremden Person sozialängstlich zu verhalten. Sie vermieden den Blickkontakt, nahmen eine steife Körperhaltung ein und gaben nur reserviert Antworten. Deren Kleinkinder beobachteten dieses Verhalten der Mütter. Es stellte sich heraus, dass besonders die Kinder, die ein von Natur aus ängstlicheres Temperament aufwiesen, in der Begegnung mit fremden Personen deutlich mehr Angst zeigten, den Kontakt vermieden und öfter zur Mutter schauten. Diese Kinder übernahmen das sozial ängstliche Verhalten ihrer Bezugsperson und zogen sich zurück. Ohne korrigierende Erfahrungen würden sie zukünftig seltener Kontakte zu anderen Menschen suchen und sich die Chance auf befriedigende zwischenmenschliche Erfahrungen verbauen. Möglicherweise entwickelten sie durch das Beobachtungslernen sogar eine soziale Phobie.

Die Forschung hat außerdem nachgewiesen, dass die Amygdala besonders auf erschrockene Gesichtsausdrücke reagiert. Wie bereits erwähnt ist sie nicht nur an der bewussten Wahrnehmung beteiligt. Über eine schnelle Verschaltung ermöglicht sie zudem eine Schreck-Reaktion, noch bevor das Angstobjekt eindeutig identifiziert ist. Selbst wenn das Gesicht nur so kurz zu sehen ist, dass eine bewusste Wahrnehmung ausgeschlossen werden kann, ist die ängstliche Reaktion nachweisbar. Diese Wirksamkeit des Lernens durch die Beobachtung eines Modells wurde vielfach untersucht. Sie ist sowohl für problematisches, also ängstliches und gewalttätiges, als auch für wünschenswertes Verhalten, d. h. prosoziale und moralische Verhaltensweisen, experimentell belegt.

Damit sich eine störungsrelevante Angst tatsächlich herausbildet, muss aber noch etwas anderes hinzukommen. Der Betroffene erfährt vielfach Reaktionen, die seine Verhaltenstendenz aufrechterhalten und unterstützen.

5.5 Verstärken der Angst: Operante Konditionierung

In vielen Experimenten der 1930er-Jahre zeigte der US-amerikanische Psychologe Burrhus Skinner, dass Lernen auch durch das Zusammentreffen mit positiven Folgen zustande kommt.

Skinner setzte eine hungrige Ratte in eine von ihm präparierte Box. An einer der glatten Wände befand sich ein Hebel, der mit einem Ausgabeschacht für Futter verbunden war. Die Ratte war mit der Skinner-Box nicht vertraut. Bei der Erkundung des Käfigs betätigte sie den Hebel nur zufällig so, dass Futter in den Ausgabeschacht fiel. Nach einigen Glückstreffern lernte die Ratte recht schnell, den Hebeldruck mit der Futterausgabe in Verbindung zu bringen. Die Belohnung bestärkte die Ratte in ihrem Verhalten. Die Zeitabstände zwischen den Betätigungen des Hebels verringerten sich immer weiter.

Dieses Konzept der operanten Konditionierung stellt eine Ergänzung zur klassischen Konditionierung dar, deren Modell die Kopplung bereits vorhandenen Verhaltens mit neuen Reizen beschreibt. Bei der operanten Konditionierung wird spontanes Verhalten durch die erwartete Konsequenz gefördert oder vermindert. Das belohnte Verhalten wird häufiger gezeigt – es wird *verstärkt.*

Auch negative Konsequenzen beeinflussen das Verhalten. Lässt sich eine unangenehme Konsequenz durch Vermeidungsverhalten verhindern, verstärken wir unsere Vermeidungstaktik. Beispiel: Beschleichen den Klaustrophobiker vor dem Einstieg in einen engen Fahrstuhl Angstgefühle, so wird er zu einer Vermeidung der Fahrt neigen. Bei einer Flucht fühlt er sich richtiggehend erleichtert, gerade noch einmal davongekommen zu sein. Das angenehme Gefühl der nachlassenden Angst wirkt verstärkend auf das Vermeidungsverhalten. In der Folgezeit wird der Phobiker schon beim Gedanken, die Situation aufsuchen zu müssen, Angst verspüren. Er wird in Zukunft versuchen, alle ähnlichen Situationen zu vermeiden, weil nur dann die Angst nicht auftritt.

Wie der kanadische Psychologe Albert Bandura nachwies, kommt die verstärkende Wirkung auch dann zustande, wenn diese Verstärkung nur bei anderen beobachtet wird. Wir verinnerlichen beim Beobachtungslernen nicht nur ein bestimmtes Verhalten, sondern auch die auf dieses Verhalten bezogenen Konsequenzen. Mit seinen Untersuchungen zum Lernen durch Beobachtung hat Bandura das Verständnis emotionaler Prozesse und menschlicher Verhaltensänderungen wesentlich verbessert. Er wurde damit zum Wegbereiter der modernen Verhaltenstherapie.

Das verhaltenstherapeutische Modell zur Entstehung und Aufrechterhaltung von Angst geht davon aus, dass evolutionäre Selektionsvorteile dazu beigetragen haben, Gefahrensignale bevorzugt im Gedächtnis zu speichern. Angst entsteht demnach aus der inneren Verknüpfung von Gefahrenhinweisen mit deren (vorweggenommenen) Folgen. Durch zeitgleiches Auftreten eines neutralen Reizes mit einer Angstreaktion bildet sich ein konditionierter Angstreiz aus (vgl. Little Albert S. 20). Die Vermeidung dieses Angstreizes reduziert zwar Angst und Anspannung, wodurch das Vermeidungsverhalten negativ verstärkt wird; allerdings werden auf diese Weise auch die Erwartungsangst in Verbindung mit Vermeidungsverhalten aufrechterhalten. Dieser Lernvorgang muss nicht auf eigener Erfahrung beruhen, sondern kann indirekt, durch die bloße Beobachtung von anderen, ausgebildet werden.

5.6 Interpretation von Gefühlen

Wie intensiv Angst empfunden wird, ist auch von kognitiven Faktoren abhängig. Wer seine Empfindungen selbst als Angst auslegt, belastet sich damit stärker als jemand, der diese Gefühle als Bestandteil einer spannenden Herausforderung deutet.

Der amerikanische Psychologe Stanley Schachter unternahm 1962 zusammen mit Jerome Singer einen vielbeachteten Versuch, Gefühle als Zusammenwirken von Gedanke und körperlicher Reaktion zu erklären. Diese Zwei-Faktoren-Theorie der Emotion besagt, dass sich Gefühle aus physiologischer Erregung und einer zu dieser Erregung passenden, aber von der Situation abhängigen Kognition zusammensetzen. Werden körperliche Veränderungen (Zittern, erhöhter Puls) an der eigenen Person bemerkt, sucht man nach einer Erklärung dafür. Dabei können aber verschiedene Erklärungen für die körperliche Veränderung infrage kommen. So kann dieselbe körperliche Erregung je nach Situation z. B. als Prüfungsangst oder Verliebtheit empfunden werden.

Um diese Theorie zu untermauern, wurde ein psychologisches Experiment durchgeführt. Über den wahren Zweck des Experiments wurden die Probanden im Unklaren gelassen. Ihnen wurde vorgegaukelt, sie sollten die Wirkung einer Vitaminzusammensetzung auf die Sehfähigkeit testen. Tatsächlich aber wurde den Versuchspersonen Adrenalin gespritzt. Über die Nebenwirkungen der Injektion wurden die Teilnehmer entweder korrekt über Unruhe oder falsch, nämlich entgegengesetzt informiert bzw. bekamen die Auskunft, es gebe keine Nebenwirkungen. Während der Wartezeit auf die Wirkung der angeblichen Vitamininjektion trafen die Untersuchungsgruppen auf andere Probanden, die in Wirklichkeit Vertraute der Versuchsleitung waren. Von diesen Eingeweihten des Wissenschaftsteams wurden sie entweder zu einer negativ ärgerlichen oder einer positiv freudigen Stimmung provoziert. Wie würden die Probanden ihre Stimmung deuten? Bei der Auswertung des Experiments zeigte sich Folgendes: Die Teilnehmer, die eine Adrenalin-Injektion ohne korrekte Information über die Nebenwirkungen erhalten hatten, gaben als Grund für ihre körperliche Erregung an, während der Wartezeit verärgert bzw. albern gewesen zu sein (je nach dem Verhalten des Vertrauten der Versuchsleitung). Dagegen ließen die korrekt informierten Teilnehmer sich in ihrer Gefühlswahrnehmung nicht von diesem Vertrauten beeinflussen.

Zusammenfassung

Fassen wir noch einmal kurz zusammen: Nach Schachter ist also für die Intensität der Emotion zunächst eine unspezifische Erregung verantwortlich. Die Qualität dieser Erregung wird dagegen durch die Kognition bestimmt; mit ihrer Hilfe schätzen wir die gegebene Situation ein und schreiben der Erregung gemäß dieser Einschätzung eine passende Emotion zu.

Folgeexperimente erbrachten zwar die Einschränkung, dass körperliche Erregung nicht beliebig auf eine Emotion attribuiert werden kann, doch zur Entstehung und Behandlung von Panikanfällen bot die Zwei-Faktoren-Theorie eine wertvolle Grundlage. Die Verminderung dieser Angst aufgrund der Beobachtung von eigentlich bedeutungslosen Körperempfindungen wird durch eine Änderung der Gedanken zu diesen Wahrnehmungen erreicht.

5.7 Erlernte Hilflosigkeit

Wir alle haben schon nervenaufreibende Situationen erlebt. Dazu gehören Klassenarbeiten genauso wie Bewerbungsgespräche. Sich im Vorfeld einer solchen Situation ein Katastrophenszenario auszumalen, fördert die Aufregung stärker als es die Konzentration auf konkrete Schritte der Problemlösung tut. Die Erwartung der eigenen Selbstwirksamkeit hat großen Einfluss auf unser weiteres Erleben und Verhalten. Die bewusste Übernahme der Verantwortung für das Gelingen unseres eigenen Handelns führt trotz gewisser Anspannung eher zu Aktivität als zu Passivität. Das Gegenteil einer kompetenten Selbstwirksamkeitserwartung stellt die sogenannte *erlernte Hilflosigkeit* dar. Mit dem Modell der *erlernten Hilflosigkeit* bezeichnen wir die Einengung der eigenen Bewältigungsmöglichkeiten aufgrund negativer Vorerfahrungen. Wer von vornherein das eigene Versagen befürchtet, scheitert auch tatsächlich mit größerer Wahrscheinlichkeit an seiner Aufgabe. Er wird Opfer einer selbsterfüllenden Prophezeiung.

In einer psychologiehistorisch sehr bedeutsamen Versuchsreihe aus dem Jahr 1967 kamen Martin Seligman und Steven Maier dem Phänomen der erlernten Hilflosigkeit auf die Spur.

Die Studie wurde an Hunden durchgeführt, die in zwei Vergleichsgruppen aufgeteilt waren. Das Experiment gliederte sich in zwei aufeinanderfolgende Phasen. In der ersten Versuchsphase wurden den Hunden elektrische Schocks zugefügt. Die Schocks ließen sich in einer Gruppe durch die Betätigung eines Hebels unterbinden – was die Tiere auch tatsächlich innerhalb kürzester Zeit lernten. Die zweite Versuchsgruppe erhielt Stromschläge derselben Stärke. Anders als bei der ersten Gruppe gab es für sie aber keine Möglichkeit, die Stromstöße abzustellen.

Während sich die erste Hundegruppe also als selbstwirksam erfuhr, sah sich die zweite Gruppe ihrer Lage hilflos ausgeliefert. Wie würden sich diese Erfahrungen auf das weitere Verhalten der Tiere im Fortgang des Experiments auswirken?

In der zweiten Phase des Experiments überprüften die Wissenschaftler die Reaktionsweise der Tiere mithilfe einer speziell präparierten Box. Diese bestand aus zwei scheinbar identischen Kammern, die durch eine Barriere voneinander getrennt waren. In einer der Kammern erhielten die Hunde erneut Stromschläge. Durch einen Sprung über die Barriere konnten sie aber in die andere Kammer wechseln und so den Schocks entkommen. Würden die Tiere herausfinden, wie sie sich in Sicherheit bringen konnten?

Die Tiere beider Gruppen zeigten deutliche Verhaltensunterschiede: Die Hunde, die in der ersten Versuchsphase die Stromschläge zu unterbinden lernten, brachten sich auch in der zweiten Versuchsphase schnell vor den Stromschlägen in Sicherheit. Viele Hunde der zweiten Gruppe verhielten sich dagegen passiv und erduldeten teilnahmslos die Stromstöße. Sie wirkten außerdem gestresst und verängstigt.

Seligman und Maier gingen davon aus, dass die Ursache für die depressionsartigen Zustände der Tiere eben eine *erlernte Hilflosigkeit* darstellte. Zunächst hatten die Hunde im ersten Teil des Versuchs verinnerlicht, dass sie ihrem Leiden hilflos ausgeliefert waren. Sie fühlten sich deshalb im zweiten Teil außerstande, sich aus eigener Kraft aus ihrer Lage zu befreien, obwohl es in diesem Fall ein leichtes gewesen wäre.

Ob ein gelerntes Verhalten gezeigt wird, hängt Bandura zufolge nicht nur vom auslösenden Reiz und den zu erwartenden Folgen ab, sondern ganz entscheidend von der eigenen Selbstwirksamkeitserwartung. Wer sich eine Veränderung zutraut, handelt eher aktiv. Das Vertrauen in die eigene Handlungsfähigkeit wiederum hängt entscheidend von den Vorerfahrungen ab, d.h. inwieweit frühere Bemühungen eher bestätigt bzw. gering geschätzt und bestraft wurden. So erklärt sich z.B., weshalb Opfer von Gewalt trotz Todesangst ihren Peiniger nicht verlassen bzw. wie es möglich ist, dass Opfer von Gewalt trotz ihrer Erfahrung mit größerer Wahrscheinlichkeit als nicht beeinträchtigte Personen später wieder Opfer werden. Sie fügen sich in ihr vermeintliches Schicksal als Opfer und nutzen nicht die möglichen Chancen zur Veränderung.

6 Zum Umgang mit ängstlichen Personen

Eine zentrale Frage der psychologischen Forschung befasst sich mit den Ursachen unseres Verhaltens: Liegt unser Verhalten in der Persönlichkeit begründet oder ist es den situativen Bedingungen zuzuschreiben?

In der Regel kommt es zu einer Wechselwirkung mehrerer Faktoren. Es ist daher sinnvoll, die einzelnen Elemente auf ihren Einfluss hin zu untersuchen.

Betrachten wir zunächst die Persönlichkeit. Unter Ängstlichkeit wird die Eigenschaft verstanden, häufiger und intensiver als andere Menschen Angst zu empfinden. Viele Säuglinge haben zum Zeitpunkt der Geburt eine übererregbare Amygdala; sie reagieren bereits auf minimale Auslöser mit Furcht oder Geschrei. Allerdings ist das Temperament des Kindes zunächst noch formbar und kann durch eine emotional stabilisierende Erziehung positiv beeinflusst werden.

Für die emotionale Stabilität und Stressanfälligkeit eines Erwachsenen ist die eigene frühe Kindheit von herausragender Bedeutung. Berücksichtigen wir die Erkenntnisse der modernen Lernforschung für den Erwerb von Ängsten, ergeben sich wertvolle Hinweise für die Erziehung von Kindern und den Umgang mit ängstlichen Personen.

Der Mensch kommt nicht als „unbeschriebenes Blatt“ auf die Welt (Pinker 2003). Das in der Evolution erworbene Überlebens-Know-how wird jedem Menschen zu Beginn des Lebens als Grundprogramm mitgegeben. Die Erziehung kann also nicht allein maßgeblich für die psychische Entwicklung sein – wie von psychologischen Ratgebern noch bis vor wenigen Jahrzehnten postuliert wurde. Diese verkürzte Sicht der Dinge ergab sich auch durch die falsche Interpretation von Korrelationen, also statistisch ermittelten Zusammenhängen der untersuchten Faktoren. Korrelationen beschreiben zwar einen Zusammenhang, sagen aber nichts über die eigentliche Ursache aus. So ergibt sich z. B. häufig ein Zusammentreffen von weiblichem Geschlecht und ungeschicktem Einparken eines Pkw; meist ist diese Schwäche jedoch mehr mit entsprechenden Rollenerwartungen und fehlender Praxis zu erklären als mit dem Geschlecht. Pinker kritisiert zu Recht solche falschen Schlussfolgerungen und die Leugnung einer angeborenen menschlichen Natur, die noch Spuren der evolutionären Vergangenheit in sich trägt. Er beruft sich auf Studien, die belegen, dass adoptierte Kinder, die in derselben Familie aufwachsen, einander nicht ähnlicher sind als zufällig ausgewählte Kinder. Dagegen zeigen eineiige Zwillinge selbst dann große Ähnlichkeit, wenn sie nach der Geburt getrennt wurden. Es würde eine geradezu erdrückende Verantwortung auf der Erziehung lasten, wäre sie allein dafür verantwortlich, was aus Kindern wird.

Eltern-Kind-Beziehungen dürfen nicht unabhängig von den beteiligten kindlichen Personen beurteilt werden. Auch das Kind trägt zu jeder Beziehung von sich etwas bei: Die angeborenen Eigenschaften, wie gesellig es ist oder wie hübsch usw., werden sich auf die Beziehung zur Mutter, zum Vater, zu Erziehern und Gleichaltrigen auswirken. Schon aus diesem Grund werden immer wieder Korrelationen zwischen solchen Beziehungen gefunden. Harris (2002) sieht darin keine Bestätigung für einen überragenden Erziehungseinfluss. Sie zieht daraus vielmehr die Schlussfolgerung, dass der Erziehungseinfluss der Eltern weitgehend auf die Beziehung zwischen den Eltern und dem Kind beschränkt bleibt, nicht aber die Entwicklung der Persönlichkeit determiniere. Diese sei neben der Erbanlage vorrangig beeinflusst von den Erfahrungen mit der Kategorie von Menschen, der sich das Kind zugehörig fühlt, den Gleichaltrigen. Nach der Babyphase beginnen schon Kleinkinder damit, sich mehr und mehr an älteren Kindern zu orientieren. Andere Kinder werden anders als die Erwachsenen immer interessanter. Harris' Auswertungen der entwicklungspsychologischen Forschungsergebnisse werfen ein neues Licht auf die Bedeutung der Erziehung und besonders den Einfluss der Kinder- und Jugendfreundschaften. Harris ermuntert die Eltern deshalb, ihren begrenzten Einfluss zu nutzen und sich zu trauen, sich ihren Kindern gegenüber konsequent und Grenzen setzend zu verhalten.

Der bereits angesprochene Angstforscher Borwin Bandelow und seine Mitarbeiter führten an der Universität Göttingen aufwändige Untersuchungen zu verschiedenen Angststörungen durch. Es ging ihnen um den Zusammenhang von Angsterkrankungen und belastenden Ereignissen in der Kindheit. Dabei förderten sie interessante Ergebnisse zutage. Bei Patienten mit Panikstörung war ein häufigeres Vorkommen folgender Ereignisse zu verzeichnen: Tod des Vaters, Trennung von den Eltern, länger dauernde Erkrankungen während der Kindheit, Alkoholmissbrauch der Eltern, Gewalt und sexuelle Grenzüberschreitungen in der Familie. Trotzdem gab fast ein Drittel der Panikpatienten an, „nie ein schwerwiegendes negatives Erlebnis in der Kindheit gehabt zu haben. Umgekehrt hatte auch ein Drittel der Personen aus der Kontrollgruppe besonders belastende Lebensereignisse zu verzeichnen. Mit anderen Worten: Man kann eine Panikstörung bekommen, obwohl man gar keine emotionalen Belastungen in der Kindheit erfahren hatte, und es besteht eine gute Chance, trotz solcher Erlebnisse gesund zu bleiben." (Bandelow 2004, S. 131).

Trotz aller Wertschätzung der genannten Forschung muss allerdings auch vor deren Überinterpretation gewarnt werden. Fragebogendaten können nicht losgelöst vom Verständnis der fragenden und der befragten Personen erhoben werden. Die Ergebnisse beschreiben keine objektiven Gegebenheiten, sondern spiegeln eine gesellschaftliche Bewusstseinslage. Der Erziehung kommt sicherlich nicht die alleinige Bedeutung für die Entstehung von Angsterkrankungen zu. Gerade der richtige Umgang mit ängstlichen Personen kann jedoch wesentlich dazu beitragen, dass sie lernen, besser mit ihrer Ängstlichkeit umzugehen und sich weniger einzuschränken.

Fallbeispiel

Mir selbst sind im Rahmen der Psychotherapie Menschen begegnet, über deren Widerstandskraft gegen psychosoziale Belastungen ich nur staunen konnte. So war ich unter anderem vom Bericht eines 11-jährigen Jungen mit Migrationshintergrund schockiert, der wegen Unruhe und Konzentrationsschwäche im Gymnasium aufgefallen war. Er hatte sich als kleines Kind immer im Schrank verstecken müssen, wenn seine Mutter Freier zum Geschlechtsverkehr empfangen hatte. Dabei hatte er schließlich miterleben müssen, wie seine Mutter von einem Besucher getötet worden war. Trotz seiner schlimmen Kindheitserlebnisse entwickelte er sich in der Pflegefamilie fast unauffällig.

Auch von KZ-Überlebenden wissen wir, dass nicht jeder an unmenschlichen psychischen Bedingungen zerbricht; spätere positive Erfahrungen können vieles wieder gut machen. Es ist ein tröstlicher Umstand, dass es nicht allein den Unwägbarkeiten der Umwelt überlassen bleibt, was aus einem Menschen wird. Wir können selbst etwas für ein gelingendes Leben tun.

Über die Entwicklung von psychischer Widerstandskraft wissen wir noch immer recht wenig. Hinsichtlich des Entstehens von Ängsten bleibt dagegen festzuhalten:

- viele Menschen sind leicht zu überfordern;
- es braucht keineswegs Extrembedingungen, um Menschen zu traumatisieren;
- schlechte Erfahrungen lösen oft kompensatorische Verhaltensweisen aus, die weitere Enttäuschungen nach sich ziehen;
- schweres Leid kann das gesamte Leben eines Menschen bestimmen.

Insofern bleibt es sehr bedeutsam, was sich in der Kindheit ins Leibgedächtnis „einbrennt“. Ob das Erfahrene nun bewusst erinnert wird oder doch unzugänglich bleibt und sich nur im körperlichen Geschehen abspielt – die Relevanz fürsorglicher Rahmenbedingungen und förderlicher Erziehung in den Kindheitsjahren bleibt davon unberührt. Gerade die Sprache der Gefühle, die differenzierte Wahrnehmung eigenen Befindens und die Kompetenz, anderen dies mitzuteilen, werden schon in der frühesten Interaktion zwischen Betreuungsperson und Kleinkind festgelegt. Durch feine wechselseitige Blickkontakte, einfache Lautäußerungen und Berührungen werden die Grundlagen eines Gefühls des Verstanden-Werdens gefördert; jedoch können auf diese Weise genauso Irritationen erzeugt werden, die das weitere Zurechtfinden in der Welt erschweren, wenn es den Erziehern an Feingefühl fehlt.

Für eine förderliche Erziehung ist es wichtig, dass der Erziehende sich als eine Art Coach versteht. Sein Einfluss hängt weniger von konkreten Verhaltensweisen in bestimmten Situationen ab. Vielmehr ergibt er sich wesentlich über die Beziehung mit dem Kind. Ein Erziehungscoach beobachtet das Kind in seiner Entwicklung und lernt auf diese Weise, welches Erziehungsverhalten förderlich wirkt. Er akzeptiert, dass er das Kind nicht nach eigenem Belieben formen kann, sondern unterstützt dessen Persönlichkeit und erzieht es nur in gewissem Rahmen. Der Erziehende ist mit dem Trainer einer Sportmannschaft vergleichbar. Er erzielt den größten Erfolg, indem er die Qualitäten jedes Spielers erkennt und ihn in seinen spezifischen Möglichkeiten fördert. Innerhalb der Mannschaft positioniert er ihn möglichst so, dass der Spieler seine Qualitäten maximal zum Ausdruck bringen kann. Ein Coach braucht nicht immer zu loben. Aufgrund seiner Beobachtungen bietet er den Schützlingen angemessene Ziele und gibt ihnen hilfreiche Rückmeldungen zu ihren Bemühungen. Eine solche Rückmeldung kann auch negativ ausfallen, wenn der Coach auf diese Weise eine Motivierung seines Schützlings erreicht und nicht destruktiv verstanden wird.

Welche Bedeutung die Gene im Einzelfall haben, lässt sich nicht sagen. Sie verrichten nicht immer ein und dasselbe Werk wie in einem abgeschlossenen Raum, sondern interagieren mit der Umwelt, von der sie wiederum selbst beeinflusst werden.

Ängstliche Personen benötigen viel Ermutigung. Um sich etwas zuzutrauen, ist ein Gefühl des Angenommen-Werdens grundlegend. Wer sich verstanden fühlt, vertraut sich selbst, geht aus sich heraus und macht so positive prägende Erfahrungen. Selbstvertrauen entwickelt sich nicht unter Druck. Katastrophisierende Kommunikation, also Schwarzseherei, ist dabei genauso abträglich wie Überbehütung. Sie bewirken meist eine unerwünscht passive oder resignative Haltung. Stattdessen sollten ängstliche Personen in der systematischen Problemlösung angeleitet werden:

- Sind mehrere Probleme zu bewältigen, werden diese zunächst hierarchisch geordnet.
- Danach nimmt man sich ein einzelnes Problem vor und sucht mittels Brainstorming nach Lösungsvorschlägen.
- Erst im nächsten Schritt werden die einzelnen Ideen und Vorschläge analysiert und auf ihre Tauglichkeit hin bewertet.
- Erst dann folgt die Entscheidung zur Umsetzung eines Vorschlags.
- Eine zeitnahe Evaluation zeigt auf, ob die Analyse richtig war, der eingeschlagene Weg fortgesetzt oder besser ein anderer Lösungsweg aufgegriffen werden sollte.

Für ängstliche Personen ist es dabei besonders wichtig, schrittweise vorzugehen. Sie sollen vom katastrophisierenden Denken und der Versagenserwartung abgelenkt werden. Die Aufmerksamkeit ist einzig auf den jeweils zu absolvierenden Schritt zu lenken. Negative Gedanken und die Erwartung des Versagens dürfen nicht zur Entfaltung gelangen. Auf diese Weise wird die selbsterfüllende Prophezeiung des Scheiterns verhindert.

Perfektionismus leistet der Entmutigung leicht Vorschub und taugt deshalb nicht als Ratgeber für ängstliche Menschen. Verbesserungsvorschläge an die zu fördernde Person sind erst dann relevant, wenn diese ihre Selbstwirksamkeitserwartung bereits aufgebaut hat. Erst dann hat sie ausreichend Erfahrung, um eine angestrebte Wirkung überhaupt erzielen zu können. Ein Kind beispielsweise mit Koordinationsschwierigkeiten wird vermutlich auch Probleme mit Ballspielen haben. Man kann dann nicht erwarten, dass Haltungskorrekturen oder Empfehlungen zur besseren Ballannahme fruchten, solange das Kind noch nicht erlebt hat, dass es mit dem Ball auch Spaß haben und z.B. auch ein Tor trotz falscher Ballannahme erzielen kann. Eine positive Selbsterwartung motiviert. Sie ist die Voraussetzung, perfektionierende Rückmeldungen und Korrekturen auch positiv aufnehmen zu können.

Ängstliche Kinder lernen leider oft, dass ihnen gerade durch ihre Furcht Aufmerksamkeit entgegengebracht wird. Es ist daher sehr wichtig, dass Erzieher bei ängstlichem Verhalten eines Kindes zwar Verständnis zeigen, das ängstliche Verhalten jedoch nicht verstärken. Ein sich ängstlich verhaltendes Kind ist bemüht, sein Bestätigungsdefizit durch Angst- und Hilfsappelle auszugleichen. Dazu dienen oft auch Selbstabwertungen, die den Erzieher veranlassen sollen, zu beschwichtigen und zu beruhigen. Der Erzieher sollte gelassen auf eine Selbstabwertung reagieren und sich stattdessen um viel Bestätigung an anderer Stelle bemühen. Das kann mittels Fragen geschehen, die die eigene Sichtweise erklären (z.B. wenn ein Kind vor einem Pferd zurückschreckt und sich deswegen schämt: Meinst du, ein Mensch sollte vor Pferden keine Angst haben? Oder: Vielleicht sollte man vor größeren Tieren erst einmal einen gewissen Abstand einhalten?) oder durch Hinweise auf kleine Schritte zur Selbstständigkeit (in diesem Beispiel, wie man sich einem Pferd nähert und ihm Futter so darreicht, dass es nicht zu beißen braucht).

Fallbeispiel

Sehr oft habe ich bei Patienten eine soziale Gemengelage erlebt, die insgesamt das Problem aufrechterhielt. So hatte ein Vater bei seinen eigenen Vorhaben versagt und den Universitätsabschluss aufgrund seiner Ängste aufgegeben. Auch dem ängstlichen Sohn traute er nichts zu. Ja, er verachtete ihn sogar wegen dessen Ängstlichkeit. Der Sohn spürte, dass er die Achtung des Vaters nur gewinnen konnte, indem er Großartiges leisten würde. Er nahm sich also vor, Fußballer zu werden. Damit griff er zwar das Interesse des Vaters auf, berücksichtigte aber nicht die eigenen Fähigkeiten. Im Gegenteil, er überforderte sich und bestätigte sich so in seiner Versagensangst. Er wurde immer vorsichtiger und entwickelte rasch übersteigerte Ängste, wie etwa vor Zeckenbissen auf dem Fußballplatz. Schnell nahm ihn dann der verärgerte Vater vom Feld.

Zwar verspürte der Sohn bei seiner Flucht vom Spielfeld eine gewisse Erleichterung, doch die wirkte nur für den Moment. An der grundsätzlichen Ängstlichkeit änderte sich dadurch nichts. Ganz im Gegenteil verstärkte sich die Furcht des Sohnes gerade durch seine Flucht und die vorübergehende Zuwendung, die er dadurch von seinem Vater bekam. Zusätzlich untergrub die nachwirkende Verstimmung des Vaters sein Selbstvertrauen erheblich; denn der Junge schämte sich und machte sich selbst über längere Zeit Vorwürfe.

In der Therapie des Sohnes lernte auch der Vater, sich selbst besser zu verstehen. Sein Ziel eines selbstbewussten „Vorzeigesohns" verhinderte er, indem er Druck auf ihn ausübte und jedes Verständnis verweigerte. Nun befasste er sich mit seiner eigenen Versagensangst und wie er dem Sohn durch Erbanlage, Vorbildfunktion und überhöhte Ziele unbeabsichtigt viel von seiner Ängstlichkeit beigebracht hatte. Es ging in der Therapie keineswegs um Schuldzuweisungen. Niemand in der Familie hatte beim Umgang mit dem Sohn die Förderung seines Vermeidungsverhaltens im Sinn.

Zunächst konnte der Vater nicht stolz auf seinen Sohn sein, der so viel von ihm übernommen hatte. In der therapeutischen Auseinandersetzung erkannte er jedoch die grundsätzliche Bedeutung von Beziehungen. Erst eine Beziehung, die von der Annahme des Gegenübers gekennzeichnet ist, schafft die emotionale Basis für eine Bereitschaft zum persönlichen Risiko. Zur Überwindung eigener Ängste gehört es immer, sich einem gewissen Risiko auszusetzen und das Unkalkulierbare ein Stück weit auszuhalten.

Eine gute Erziehung sollte nie für jeden gleich sein. Die Wechselbeziehung von Fordern und Fördern muss immer am Individuum ausgerichtet sein. Dazu ist es notwendig, die Wirkung von Erziehungsmaßnahmen und der Interaktion mit dem Anvertrauten genau zu beobachten. Nur durch einen flexiblen Umgang mit unseren Zöglingen lässt sich wohlwollend auf die jeweils eigenen Bedürfnisse eingehen, ohne deren Charakter durch ein starres Erziehungsschema zu verformen.

Untersuchungen haben z. B. gezeigt, dass ängstliche Personen bessere Leistungen erbringen, wenn die vorab gegebene Instruktion die Aufgaben als leicht zu erfüllen darstellt. Ihre Leistung sinkt, wenn die gleichen Aufgaben als kompliziert beschrieben werden. Bei nichtängstlichen Personen ist es genau umgekehrt. Sie zeigen schlechte Leistungen, wenn es um nichts geht. Dagegen verbessern sie sich, wenn die Instruktion auf ein zu erwartendes Versagen vorbereitet.

Mit dem Verständnis der Ängstlichkeit des Sohnes durch die Therapie trug der Vater seinen Teil zur Verbesserung der Beziehung zum Sohn bei. Ja, mehr noch förderte er auch die eigene Selbstannahme und definierte seine Identität nunmehr selbstbestimmt. Er verabschiedete sich von den unerreichbaren Idealen, die er an seinen Sohn angelegt hatte, und entwickelte die Fähigkeit zu sachdienlichen Problemlösungen, die sich nicht an überzogenen Zielen orientierte.

Die Mutter musste lernen, dass sich Selbstvertrauen nicht durch Überbehütung entwickelt. Immer hatte sie ihren Sohn in Schutz genommen, ihm viel Anstrengung und auch die eine oder andere Verletzung erspart. Damit hatte sie ihm zugleich die notwendigen Erfahrungen vorenthalten, durch die ein Kind Resilienz entwickelt, also die Fähigkeit, mit psychischen Widrigkeiten umzugehen und Schwierigkeiten zu überwinden.

Die Balance von Fordern und Fördern ist immer eine Gratwanderung. Besonders Mütter neigen oft zur Überbehütung und Unterforderung. Für Männer wird es dann zum Gewissenskonflikt, wenn sie ihre Kinder herausfordern. Weder Überbehütung noch ständige Herausforderungen sind für sich genommen der Weisheit letzter Schluss in Sachen Erziehung. Es geht darum, das rechte Maß aus beiden Erziehungsformen zu finden. Das gelingt nur durch ständige Beobachtung des Schützlings. Unter unseren heutigen Lebensbedingungen werden Kinder jedoch meist zu wenig körperlich gefordert. Physische Anstrengungen werden ihnen kaum abverlangt, obwohl erfolgreiches Bemühen Zuversicht und Kompetenz stärkt. Immer wieder muss neu geklärt werden, welche Maßnahmen der Kindeserziehung am zuträglichsten sind. Nur wenn sich die Erziehenden untereinander hinsichtlich der notwendigen Erziehungsmaßnahmen abstimmen, ist für das Kind die Voraussetzung gegeben, eine emotionale Sicherheit auszubilden. Eine solche Sicherheit ist für die weitere Entwicklung, insbesondere für die Verinnerlichung eines stabilen Selbstvertrauens, von zentraler Bedeutung. Selbstvertrauen, das auf eigener Erfahrung aufbaut, hat auch dann Bestand, wenn mal etwas misslingt.

Die Erziehung beeinflusst zunächst ganz wesentlich, wie eine Person sich und die Welt sieht. Sie trägt entscheidend dazu bei, dass Gene ihre Wirkung entfalten oder gebremst werden. Nach der Kleinkindphase ist sie jedoch nur ein Faktor der Einflussnahme neben anderen. Deshalb sollte sie auch nicht überbewertet werden, insbesondere da es nicht die eine richtige Erziehung gibt. Ob sich ein Erziehungsverhalten günstig oder destruktiv auswirkt, ist genau zu beobachten. Erzieher müssen die Wirkung ihres Verhaltens einer permanenten Reflexion unterziehen und prüfen, ob die beabsichtigten Effekte auch wie gewünscht eintreten. Selbst ein gut gemeintes, behütendes Verhalten kommt nicht immer wie gewünscht beim Kind an. Es kann seine Passivität, Unselbstständigkeit und Ängstlichkeit fördern. Auch ein Lob kann ein Kind schwächen, wenn es erkennt, dass dieses unangebracht war. Eine ängstliche Person kann sich durch ein Lob sogar unter Druck gesetzt fühlen und unsicher werden – eine sachgerechte Rückmeldung wäre dann hilfreicher.

6.1 Hilfe durch eine Bezugsperson

Eine Bezugsperson, die sich für ein Gespräch Zeit nimmt, stellt eine wertvolle Unterstützung dar. Es geht dabei nicht um „gute Ratschläge“. Für den Betroffenen stellt ein Gespräch die Möglichkeit dar, seine Empfindungen gegenüber dem Vertrauten frei zu äußern. Ein Gegenüber, das zuhört und versteht, trägt zur nachlassenden emotionalen Erregung bei.

Über die augenblickliche Beruhigung hinaus bieten sich dem Vertrauten noch weitere Handlungsoptionen. Mit dem Blick von außen kann er besser erkennen, welche Schwierigkeiten den Betroffenen immer wieder belasten.

In Angstsituationen besteht die richtige Unterstützung darin, dem Schützling Mut zu machen und eine Vermeidung der Situation zu verhindern. Stützend und bestätigend stellt der Vertraute eine wertvolle Hilfe dar, die den Veränderungswillen nachhaltig stärkt, bei der Situationsanalyse und strukturierter Problemlösung unterstützt sowie bei Probehandeln und Bewältigungsversuchen in der Realität begleitet.

Was in der Erziehung noch einfach zu verwirklichen erscheint, wird in einer Partnerschaft möglicherweise vertrackt. Partner finden sich nämlich nicht nur aufgrund von Ähnlichkeiten, z. B. gleiche Interessen, sondern sie passen unter Umständen komplementär zusammen. Ängstliche Personen suchen sich manchmal einen dominanten Partner, der ihnen selbst beruhigende Sicherheit vermittelt. Entsprechend bedient die ängstliche Person eine andere Schwäche beim dominanten Partner, möglicherweise in der Kontakt- und Beziehungsgestaltung. Diese Verwobenheit kann eine Beziehung befruchten – beide Partner können sich besser fühlen und im Leben besser zurechtkommen – oder im Extremfall auch belasten. Eventuell wirkt dann die Ängstlichkeit als Beziehungskitt, eine unbefriedigende Beziehung wird nur aus Angst z. B. vor dem Alleinsein nicht beendet. Ungelöste Dauerkonflikte behindern Menschen in ihrer Weiterentwicklung. Eine Angstbehandlung wird diesen Aspekt der Aufrechterhaltung der Angst durch die Beziehungsgestaltung berücksichtigen. Die Bewältigung von Ängsten kann die Dynamik der Paarbeziehung verändern. Beide Partner sollten offen und konstruktiv damit umgehen oder sich um Unterstützung durch eine Paarberatung bemühen. Dann kann es gelingen, dass sie beide von der Veränderung durch die Angstbewältigung profitieren.

Der weniger ängstliche Partner kann im Rahmen einer Angstbehandlung im Idealfall eine wertvolle Stütze für den Veränderungsprozess werden. Als Beobachter kann er manchmal besser erkennen als die betroffene Person selbst, wenn diese sich durch Überforderung demotiviert oder wenn sich Selbstbetrug und Vermeidung einschleichen. Durch rücksichtsvolle Rückmeldung und viel Bestätigung kann ein Partner sehr dazu beitragen, dass ein Veränderungsprozess gelingt.

7 Was bringt die Aufarbeitung der Kindheit?

In den ersten Lebensjahren ist die Großhirnrinde des Kindes noch weitgehend offen für Information und diese wird dauerhaft gespeichert. Später müssen Informationen sparsamer gespeichert werden und sind daher anfälliger für Verlust (Vergessen). Die frühen Erfahrungen bleiben dagegen als Grundlage für das Verständnis von sich und der Welt äußerst stabil. Belastungen in der frühen Kindheit wirken sich auf die seelische, geistige und körperliche Entwicklung aus. Die Hirnforschung hat z. B. auf den Zusammenhang von Immunsystem und psychischen Erkrankungen aufmerksam gemacht. In bedrohlich erscheinenden Situationen bereitet sich der Körper mit einer Fülle von Abwehrreaktionen auf Kampf oder Flucht vor, u. a. wird das Immunsystem heruntergefahren (weil die Bekämpfung einer Erkrankung in diesem Moment weniger wichtig ist für das Überleben). Dabei wird u. a. die Hypothalamus-Hypophysen-Nebennierenrinden-Achse aktiv und schüttet das Stresshormon Cortisol aus. Halten psychische Anspannung und Angstzustände in der Kindheit über Jahre an, kann es zu einem Crash dieser Stressachse kommen. Dann wird plötzlich zu wenig Cortisol ausgeschüttet, die dämpfende Wirkung auf das Immunsystem lässt nach und die Krankheitsabwehr wird nun besonders aktiv, was man als Antriebslosigkeit spürt. Der Mensch wird dadurch dazu gebracht, dem Körper die zur Gesundung nötige Ruhe zu geben. In Langzeitstudien konnten Forscher an in der Kindheit missbrauchten Personen noch 30 Jahre später dauerhaft erhöhte Werte an entzündungsfördernden Zytokinen nachweisen. Zytokine sind Botenstoffe des Immunsystems, die die körpereigenen Abwehrkräfte koordinieren. Missachtung und Missbrauch in der Kindheit können die Balance des Immunsystems stören und u. a. die Empfindlichkeit der Cortisolrezeptoren in verschiedenen Hirnregionen dauerhaft verändern.

Obwohl wir noch nicht genau wissen, wann Stress die Abwehrkräfte stärkt oder schwächt, und in welchem Zusammenhang dies möglicherweise mit einer entsprechenden Veranlagung steht, müssen wir bei anhaltenden Belastungen in der Kindheit von erhöhtem Risiko für chronische Stresserkrankungen und

Angststörungen im Erwachsenenalter ausgehen. Derart lang andauernde Folgen wurden sogar für Stress in der Schwangerschaft nachgewiesen (Ehlert und La Marca-Ghaemmaghami 2014). Wir müssen heute von pränataler Beeinflussung der menschlichen Entwicklung durch Belastungen der Mutter während der Schwangerschaft ausgehen. Die Anfälligkeit z. B. für eine spätere Angsterkrankung, für die sich dann keine äußeren Auslöser finden, lassen sich möglicherweise durch ungünstige pränatale Bedingungen und damit einhergehende fötale Programmierung des Organismus erklären.

Die Auseinandersetzung mit der eigenen Kindheit kann derartige Vorgänge kaum klären, ermöglicht aber dennoch ein tieferes Verständnis der eigenen Wurzeln. Sie ist die Voraussetzung für eine bewusste Lebensführung. Sie schafft manchmal erst die Basis für Neuentscheidung und Weiterentwicklung. Biografische Übungen sind für die Klärung der Motive und die Entscheidung zur Veränderung (siehe weiter unten das Rubikon-Modell) relevant, weniger für die Realisierung der Veränderung und Angstbewältigung. Hier ist eine Entscheidung notwendig, welche Beschäftigung zum gegebenen Zeitpunkt am erfolgversprechendsten ist oder eventuell sogar dazu beiträgt, das Problem aufrechtzuerhalten.

Die Beschäftigung mit sich und der eigenen Vergangenheit birgt eine gewisse Gefahr. Stellen wir dazu den Vergleich mit der Beobachtung des eigenen Körpers an: Grundsätzlich meldet uns die Körperwahrnehmung zurück, wenn uns etwas zu viel wird und eine Pause angebracht ist. Wir spüren, wenn unser Herz aufgrund höherer Belastung stärker schlägt, die Atmung heftiger wird, wir von der Anstrengung müde werden usw. Eine ständige Körperbeobachtung, ob z. B. das Herz angemessen oder zu heftig schlägt, erhöht jedoch die Wahrscheinlichkeit von Irritationen der automatisch ablaufenden Körperfunktionen wie Atmung, Herztätigkeit, Schlaf usw. Jede mit Verunsicherung einhergehende Beobachtung stört diese sich selbst regulierenden Prozesse sowie die angestrebte Erholung und kann sogar zur Grundlage einer Panikstörung werden. Ähnliches gilt für die Beschäftigung mit der eigenen Kindheit. Sie kann Einsichten befördern, die uns als unumstößliche Gewissheiten gelten, und so das weitere Leben beeinflussen. Eine einzelne Erinnerung z. B. an einen strafenden Vater kann zur Verzerrung des väterlichen Erziehungsstils und zu einem Opfererleben beitragen, was eine positive Beziehung zum Vater erschwert. Wir blenden dabei aus, dass es sich bei Erinnerungen nicht um eine originalgetreue Wiedergabe handelt, sondern um partielle und wandelbare Rekonstruktionen unseres Gehirns. Missverständnisse, die ja unser alltägliches Zusammenleben prägen, werden durch vermeintliche Gewissheiten in der Rückschau allzu leicht übersehen.

Auch zu diesem Themenkomplex führte die Wissenschaft Untersuchungen durch. Wurden Probanden aufgefordert, ihre momentane Befindlichkeit zu beschreiben, so stellten sich andere Ergebnisse ein, als wenn sie diese Befindlichkeit rückblickend beurteilten. In einer amerikanischen Untersuchung wurden die Erwartungen vor dem nächsten Urlaub mit den täglichen Aufzeichnungen während des Urlaubs und einer rückblickenden Beurteilung verglichen. Unabhängig von der Art des Urlaubs war die Vorfreude am schönsten. Die Bewertung im Verlauf des Urlaubs kam unabhängig von der Art des Urlaubs häufig einer Chronik der Frustrationen gleich. Umso verblüffender war dann, dass im Nachhinein, schon kurz nach dem Urlaub, die Enttäuschungen wie weggeflogen waren und sich eine hohe Zufriedenheit eingestellt hatte (Rettig 2013). Die rückblickende Bewertung bildet allerdings die Grundlage für die eigene Überzeugung. So mag auch die nachträgliche Bewertung von Kindheit und Erziehung einen anderen Eindruck vermitteln als es aktuelle Empfindungsangaben eines Heranwachsenden möglicherweise ergeben hätten.

Eine gelungene Aussöhnung mit der eigenen Kindheit erkennt das Bewahrenswerte an, das sie zur eigenen Persönlichkeit beigetragen hat. Das schließt nicht aus, auch die unerfreulichen Erfahrungen der Kindheit miteinzubeziehen. Verlust- und Gewalterleben in der frühen Kindheit erschweren den Aufbau von Selbstwirksamkeitserwartungen. Die Überzeugung, die Umwelt durch eigenes Handeln beeinflussen und so zum persönlichen Wohlbefinden wesentlich beitragen zu können, kennzeichnet die autonome Persönlichkeit. Aber selbst traumatische Erfahrungen lassen sich bearbeiten und wirkungsvoll beherrschen. Dazu eignen sich z. B. imaginative Methoden (▶ Kap. 9.8). Sie erlauben, die Vergangenheit neu zu „konstruieren“ und damit deren emotionales Erleben zukünftig zu verändern. Wichtig dabei ist, dass es sich um einen fokussierten und begrenzten Prozess der Auseinandersetzung mit der eigenen Vergangenheit handelt. Die Aufmerksamkeit für die Gegenwart darf nicht unter einer rückwärtsgewandten Fixierung leiden. Wer Ängste überwinden möchte, sollte sich ein Verständnis für seine Lebensgeschichte und die Entwicklung seiner Ängstlichkeit erarbeiten, das ihm das Akzeptieren seiner Person und angemessener Verantwortungsübernahme erlaubt. Die Beschäftigung mit der eigenen Kindheit sollte jedoch nicht in erlernte Hilflosigkeit münden.

Reflexion über die eigene Person, wie man so geworden ist und nicht anders, ob und wie man sich verändern möchte/sollte, wird einen reifen Menschen ein Leben lang begleiten. Erfolgreiche Selbstveränderung orientiert sich jedoch nicht an Illusionen, sondern akzeptiert die persönliche Geschichte. Eine Vision motiviert zwar zur Veränderung, angemessene Ziele jedoch machen den Erfolg wahrscheinlicher und damit auch die Zufriedenheit mit sich selbst.

Der österreichisch-amerikanische Psychologe Paul Watzlawick vertrat in seinen vielbeachteten Werken (u. a. 1983) die Meinung, dass die verbreitete Neigung vieler Menschen zu psychologischer Ursachenforschung mögliche Problemlösungen eher verhindert. Denn die Analyse der Vergangenheit bringt höchstens eine intellektuell befriedigende Erklärung für eine bestehende Störung, trägt aber nichts zu ihrer Lösung bei. Die Ansicht, das Aufdecken des WARUM sei Bedingung für Veränderung, sieht er als Mythos, der den Wandel sogar unmöglich macht. Bleibt die Veränderung aus, muss die Suche nach den Ursachen zu noch intensiverer Suche führen, in der Annahme, die Einsicht sei nicht tief genug.

8 Ursachen absurder Ängste und Voraussetzungen für Veränderung

Angsterkrankungen sind nicht auf eine einzelne Ursache zurückzuführen. Das gilt generell für alle psychischen Störungen, sie sind multifaktoriell bedingt. Bei Ängsten ist die Agoraphobie mit Panikstörung am besten untersucht. Nach Bandelow (2004) lässt sich der allgemeine Ablauf der Entstehung wie folgt beschreiben:

1. Zunächst ist eine ererbte und/oder während der Schwangerschaft erworbene Anfälligkeit für das Auftreten bestimmter Ängste anzunehmen.
2. Belastende Kindheitsereignisse begünstigen den späteren Ausbruch der Angsterkrankung.
3. Aktueller Stress senkt die Schwelle für das Auftreten einer Panik.
4. Die Gefahrenbewertung im Gehirn ist überempfindlich eingestellt.
5. Normale körperliche Abweichungen, wie etwa leicht erhöhter Herzschlag, werden als bedrohlich bewertet. Daraufhin stellen sich körperliche Angstsymptome ein, die wiederum als gefährlich eingestuft werden. Als Teil eines Teufelskreises zeigen sich erneute Angstreaktionen, die wiederum körperliche Folgen nach sich ziehen. Es kommt zu einer Eskalation, die in einer Panikattacke mündet.
6. Wiederholte Panikattacken bestätigen den Betroffenen in seiner Annahme, an einer schweren körperlichen Erkrankung zu leiden. Die Panikstörung ist nun voll ausgebildet.
7. Situationen, in denen besonders heftige Panikattacken auftraten, werden in der Folge vermieden. Es entsteht die Agoraphobie.
8. Das Vermeiden der als bedrohlich identifizierten Situationen hält die Angst aufrecht. Einzelne Erfahrungen ohne Panik genügen nicht zur Löschung der Angst.
9. Im Wettstreit zwischen den Gehirnzentren, die Gefahr signalisieren, und dem vernünftigen Denken obsiegt das für das Überleben wichtigere Programm. Es

lässt die beruhigenden Gedanken nicht zur Geltung kommen, sodass Angstattacken wiederholt voll ausbrechen.

8.1 Verhaltensanalyse einer Panikattacke

Analysieren wir die Angstreaktion eines Erwachsenen auf der Grundlage einer verhaltensorientierten Selbstbeobachtung, so ergeben sich hieraus verschiedene Ansatzpunkte zur Veränderung (► Tab. 8-1; ► Abb. 8-1). In der erweiterten Analyse erkennt man, welche Gedanken die Gefühle und Körperempfindungen des Betroffenen begleiten.

Krankheitsängste werden durch kleinste Missempfindungen ausgelöst. Daran schließen sich die Gedanken an eine Erkrankung an. Die Beobachtung von Anzeichen der „Erkrankung" und die Wahrnehmung von unklaren Körperempfindungen nehmen zu. Im Teufelskreis der Panikeskalation bedingen sich Angstempfinden und Körperveränderungen wie schnelles Atmen gegenseitig.

Zu den Symptomen der Panikstörung gehört es, Angst vor Krankheit zu empfinden. Wie bei der Hypochondrie werden schon geringe Beschwerden als Zeichen einer schlimmen Erkrankung gewertet. Der Hypochonder ist jedoch nicht akut bedroht, sondern hat Zeit, sich zu informieren und Arzttermine zu vereinbaren. Bei hypochondrischer wie bei Panikstörung fühlt sich der Betroffene furchtbar unwohl, aber das ist normal. Diese Symptome verweisen nicht auf eine noch unerkannte körperliche Krankheit, es sind im Gegenteil typische Kennzeichen der Angsterkrankung. Bei Panik erlebt der Patient die Beschwerden zudem als unmittelbar bevorstehende Katastrophe z. B. wie einen Herzinfarkt, er hat keine Zeit mehr und drängt daher auf umgehende klinische Versorgung.

Tab. 8-1

Situation	Reaktion	Konsequenzen
Eine Person fährt wie gewohnt mit dem Auto. Plötzlich empfindet sie Unruhe und ein Engegefühl im Brustbereich.	Sie sorgt sich um ihre Gesundheit und beobachtet sich genauer. Dabei spürt sie ihre körperlichen Missempfindungen deutlicher und gerät in Panik.	Sie bricht die Fahrt so schnell wie möglich ab. Sogleich geht es ihr deutlich besser. Als sie ans Weiterfahren denkt, bricht kalter Schweiß aus. Sie beschließt, sich genauestens untersuchen zu lassen. Zunächst beruhigt diese Untersuchung. Aber vor der nächsten Fahrt fühlt sich die betreffende Person wieder schlecht. Sie ist unsicher, ob nicht doch etwas übersehen wurde. Alle notwendigen Fahrten werden von nun an vom Partner oder von Kollegen erledigt.

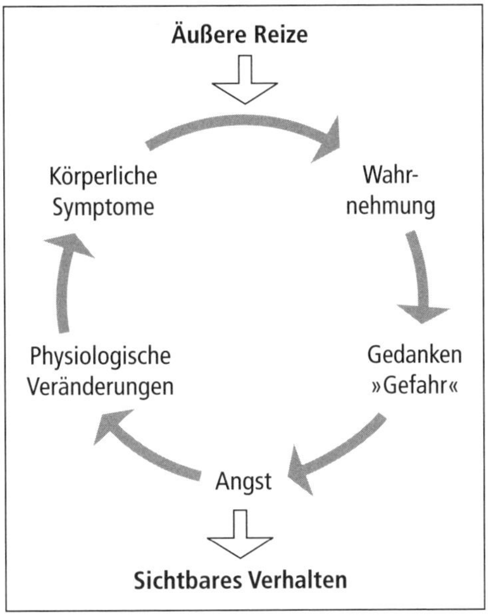

Abb. 8-1 Teufelskreis der Angst.

Eine Panikattacke wirkt auf Außenstehende in der Regel sehr schlimm. Eine häufige Grundannahme von Panikpatienten besteht sogar darin, besonders krank erscheinen zu müssen, um das eigene „übervorsichtige" Vermeidungsverhalten gegenüber anderen Beteiligten rechtfertigen zu können. Die übrigen Beteiligten kommen nur selten auf die Idee, es könne sich um eine ungefährliche Angstattacke handeln. Folglich wird versucht, die betroffene Person zu unterstützen. Genau diese Entlastung aber hält die Befürchtungen des Betroffenen aufrecht und wirkt als Verstärker für Vermeidung und weitere Angstreaktionen. Die kurzfristige Erleichterung, die nach der erfolgreichen Vermeidung einer Angstsituation eintritt, schlägt sehr schnell wieder in Grübelei um. Es beginnt ein intensives, aber unproduktives Nachdenken darüber, was alles hätte passieren können. Die kreisenden Gedanken isolieren die Betroffenen und schwächen ihre Erwartung an eine erfolgreiche Angstbewältigung dauerhaft. Sie bestärken sie in ihrem Entschluss, solche Situationen künftig ganz zu meiden.

8.2 Entscheidung zur Veränderung

Eine Analyse der Angsterkrankung und ihre therapeutische Bewältigung erfordern viel Zeit. Selbstvertrauen und eine optimistische Selbstwirksamkeitserwartung müssen über einen längeren Zeitraum hinweg wieder aufgebaut werden. Eine Vielzahl an positiven Erfahrungen ist nötig, um zur angstfreien Selbstverständlichkeit zurückzufinden.

Auf dem Weg zum Ziel sollte nicht ausschließlich die Angst im Mittelpunkt der Betrachtung stehen. Es geht um die Person als Ganzes mit all ihren Stärken und Schwächen. Unter dem Einfluss der Angst werden die Stärken leicht übersehen. Doch gerade die Beschäftigung mit den eigenen Stärken bringt eine heilende Dynamik in Gang. Durch die bewusste Reflexion der eigenen Stärken erleben wir uns selbst als zufriedener und gesünder. Bei einer plötzlichen, aber innerhalb der üblichen körperlichen Varianz liegenden Unruhe, geraten wir weniger schnell in Panik. Eine Anregung zur Reflexion der eigenen Stärken finden Sie in der Ressourcenanalyse (siehe unten). Mit ihrer Hilfe finden Sie heraus, was Ihnen oder Ihrem Patienten gut tut und neue Kraft gibt. Dabei geht es nicht immer nur um Angenehmes. Oftmals sind Pflichten sehr viel stabilisierender.

Fallbeispiel

Als Beispiel möchte ich den Hurrikan Katrina aus dem Jahr 2005 anführen. Er gilt als eine der verheerendsten Naturkatastrophen in der Geschichte der USA. Insbesondere die Stadt New Orleans war stark betroffen. Etwa 80 Prozent des Stadtgebietes stand unter Wasser, teilweise bis zu 7,60 Meter tief. Die Menschen, die sich auf Hausdächern in Sicherheit gebracht hatten, mussten mit Booten evakuiert werden. Die Retter wurden angewiesen, ausschließlich die Menschen, ohne Tiere und Sachgegenstände, in Sicherheit zu bringen. Vielen Betroffenen aber war die Rettung ihrer Tiere wichtiger als die eigene Sicherheit. Es kam zu zeitaufwändigen und belastenden Auseinandersetzungen – die aber Wirkung zeigten. Beim nächsten Hurrikan, der wieder New Orleans besonders schwer traf, war es den Rettern erlaubt, zusammen mit den Menschen auch die Tiere zu retten. Diese Tiere waren Ressourcen für ihre Besitzer, ein Leben ohne sie wäre ihnen nicht lebenswert erschienen und daher das Rettungsangebot sinnlos. Diese Menschen verhielten sich in gewisser Weise zwar unvernünftig, aber sie orientierten sich auch in der Notsituation an ihren Werten. Die Tierliebe hatte für sie einen hohen Wert, der das Ziel bestimmte, gleichberechtigt auch das Tier zu retten. Aufgrund dessen war ihr Verhalten folgerichtig.

Was eine Ressource ist und eine Person stützt, ist keineswegs immer eindeutig. Bei einer Jugendlichen mit Schulphobie wurde der Rückzug aus der Schule dadurch begünstigt, dass es zuhause einen Familienhund zu versorgen gab. Der Hund war über ihre Gesellschaft höchst erfreut und verstärkte das Rückzugsverhalten des Mädchens. Die Reaktionen der Eltern waren anfangs zunächst nicht eindeutig negativ. Als Berufstätige mussten sie sich nun nicht mehr um den Hund kümmern. Die Schülerin erlebte ihre Schulverweigerung nicht als emotional belastend. Der Hund verhinderte Gefühle von Einsamkeit und Langeweile. Da sich bei der Jugendlichen kein Leidensdruck einstellte, gab es für sie keinen Anlass zur Veränderung. Die Familie wusste, dass der Schulbesuch verpflichtend und für das spätere Leben von großer Bedeutung ist. Trotzdem wurde die familiäre Toleranz gegenüber der sozialen Ängstlichkeit und des schulphobischen Verhaltens erst aufgegeben, als die Schule die Polizei einschaltete. Damit erhöhte sich der Druck auf die Familie. Sie bemühte sich zwar um einen Therapieplatz, doch noch immer gab es keinen Leidensdruck bei der Patientin. Er entstand erst, als der Kontakt mit dem Hund beschränkt wurde. In der Therapie wurde vereinbart, dass der Hund während der

Links des Rubikon geht es um ein Abwägen und Auswählen. Dieser Prozess verläuft oft sehr ineffizient, weil er von großer Ambivalenz geprägt ist. Häufig liegt dies an einer konflikthaften Konstellation der Wünsche und Befürchtungen. Stehen Intentionen im Konflikt miteinander, ist es im Sinne einer effektiven Realisierung der Intention notwendig, dies realitäts- und emotionsnah zu reflektieren und so eine Klärung und Entscheidung herbeizuführen. Wenn es um eine Verhaltensänderung und die damit einhergehenden Folgen geht, sollten Realisier- und Wünschbarkeit gleichzeitig beachtet werden. Die im Klärungsprozess herausgebildete Intention muss im Weiteren immer wieder gegen konkurrierende Intentionen abgeschirmt werden.

Auch bei meinem Prüfungsangstpatienten drängte sich das Vermeidungsmotiv immer wieder auf, sogar noch am Morgen der Prüfung. Jeder Coach und Therapeut muss damit rechnen und natürlich auch den Patienten darauf aufmerksam machen. Die Vermeidungstendenz kleidet sich jedes Mal anders, sodass sie vom Patienten in der Regel nicht erkannt wird. Es erscheint ihm sogar durchaus vernünftig, ihr nachzugeben. So litt der Patient unter starkem Drehschwindel und an einem „endogenen Ekzem", was aus medizinischer Sicht die Stressreduktion geboten erscheinen ließ. Ich jedoch stufte beide Erscheinungen als körperliche Angstäquivalente ein, die mit der Bewältigung der Angst überwunden würden. Somit konnten wir an der Prüfungsbewältigung weiterarbeiten und die Tendenz zur Vermeidung zurückdrängen.

Fallbeispiel

Eine Patientin, die wegen einer Agoraphobie mit Panikstörung erfolgreich eine Verhaltenstherapie absolviert hatte, schaffte es trotz vieler Fortschritte nicht, selbstständig mit dem Auto zu fahren. So war sie immer auf ihren Mann angewiesen, um zur Arbeitsstelle zu gelangen. Selbstverständlich hatte sie gelernt, derartige Ängste durch Konfrontation und Übung zu bewältigen, aber diesen Punkt ihrer Beeinträchtigung hatte sie nicht in Angriff genommen. So kam sie zu mir und wollte es mit Hypnose versuchen. In dieser Konstellation war mir schnell klar, dass es hier nicht um die Angstbewältigung ging. Es ging vielmehr noch einmal um Klärungen jenseits des Rubikon. Ich bot ihr eine offene Imagination an, die ihrer Erwartung an Hypnose entsprach. Diese Innenschau, die von mir zwar angeleitet, aber dennoch unbestimmt geblieben war, bestärkte sie darin, selbstständig zu werden. Dies war nicht das Ergebnis einer zielgerichteten Intervention. Es handelte sich vielmehr um assoziative Anregungen, durch die sie zu dieser überraschend klaren Situationsbestimmung kam. Im nachfolgenden Gespräch versuchte ich, dieses große Thema „Selbstständigkeit" auf etwas Konkretes zu reduzieren, das innerhalb der folgenden Woche umgesetzt werden konnte. Die Patientin entschied sich, von nun an die Kontoauszüge des gemeinsamen Bankkontos zu prüfen. Mit dieser Entscheidung waren die Würfel gefallen. In der folgenden Woche berichtete mir die Patientin, dass sie nach unserem Gespräch den Ehemann aufgefordert habe, ihr den Platz am Steuer des Wagens zu überlassen. Seitdem fuhr sie morgens und abends selbstständig mit dem Auto zur Arbeit. Es ging bei ihr also nicht nur um die Angstbewältigung, sondern um die Neubestimmung ihrer Position innerhalb der Partnerschaft. Und dafür musste sie eben noch einmal den Rubikon überqueren.

Leider kommt es diesbezüglich in vielen Therapien zu einer unheilvollen Allianz zwischen Patient und Therapeut: Für beide ist es bequemer, der Vermeidungstendenz zu entsprechen. Viele Therapeuten bevorzugen das Gespräch über Aktuelles, referieren lieber über theoretische Grundlagen oder bieten neue Techniken an, statt den Patienten mit seiner Angst und den Vermeidungstaktiken zu konfrontieren. Den Patienten ist das in aller Regel sehr recht. Manchmal fordern sie solches Verhalten geradezu ein oder bestätigen den Therapeuten für ausweichendes Agieren.

Nicht wenige Patienten gehen heute mit einer Art Kaufmentalität zur Psychotherapie. Sie erscheinen zum Therapietermin, bezahlen das geforderte Honorar und erwarten dann, dass sich der Therapeut etwas einfallen lässt, dass er eine Art von Zauber veranstaltet, der ihnen die gewünschte Veränderung ohne lästige Anstrengung oder konflikthafte Auseinandersetzung ermöglicht. Mein Prüfungsangstpatient bevorzugte denn auch das intellektuelle Gespräch, obwohl er genau wusste, dass ihm diese Art von Therapie nichts nützte. Als Therapeut musste ich ihn geradezu beim Reden bremsen, was mit der Vorstellungsübung zum Prüfungstag ja auch gelang. Möglicherweise geht der heute durch gesellschaftliche Akzeptanz leichtere Zugang zu einer Psychotherapie mit einem Verlust an Auseinandersetzung über das Für und Wider einer Therapie und einer eindeutigen Entscheidung für die Veränderung einher. Man ruft eben mal an und fragt nach einem Termin. Wenn man ihn bekommt, überwiegt die Ambivalenz und alles Mögliche erscheint jeweils aktuell wichtiger. Die Arbeit an der Veränderung wird damit erschwert und ein therapeutischer Misserfolg aufgrund fehlender Entschlossenheit wahrscheinlicher.

Zur Selbstüberprüfung der Entschlossenheit zu einer Therapie und zu einer Besserung schlage ich Angstpatienten eine Übung vor (nach Forsyth und Eifert 2010, S. 121):

Übungen

Setzen Sie sich an einen Tisch und legen Sie einen Kugelschreiber vor sich hin.

Jetzt versuchen Sie, den Kugelschreiber in die Hand zu nehmen. Versuchen Sie es.

Wenn Sie bemerken, dass Sie den Kugelschreiber in die Hand nehmen, hören Sie auf. Darum wurden Sie nicht gebeten. Sie sollen *versuchen*, ihn in die Hand zu nehmen.

Bald werden Sie denken: „Na ja, geht gar nicht. Entweder nehme ich ihn in die Hand oder nicht." Sie haben es erfasst, es ist unmöglich zu *versuchen*, den Kugelschreiber in die Hand zu nehmen.

Versuchen bedeutet eigentlich „nicht tun". Deshalb sollen Sie niemals etwas versuchen. Sie müssen zuerst entscheiden, ob Sie bereit sind, etwas zu tun. Wenn Sie wirklich bereit sind, nicht nur ein bisschen bereit, dann tun Sie es. Und wenn Sie nicht bereit sind, dann tun Sie es nicht. Ihre Bereitwilligkeit ist sozusagen ein Ein-/Ausschalter.

Übungen

Mentales Training nach der Neuentscheidung

Sobald ein Patient soweit ist, dass er eine Entscheidung treffen möchte, fordere ich ihn auf, die Augen zu schließen und sich imaginativ mit dieser Entscheidung zu befassen. „Stellen Sie sich vor, Sie sind jetzt bei sich zuhause. Führen Sie sich die neu getroffene Entscheidungen vor Augen: Wie setzen Sie sie in die Tat um? Inwiefern verhalten Sie sich jetzt anders? Wie fühlen Sie – was denken Sie – wie handeln Sie?"

Ich fordere ihn dann auf, sich vorzustellen, wie er mit seinen Angehörigen zusammensitzt: „Wie gehen Sie miteinander um? Merken die anderen, wie Sie sich verändert haben? Stellen Sie sich vor, dass sie sich darüber freuen oder dass sie enttäuscht sind? Wenn Sie sich jetzt vorstellen, dass sie andere Veränderungen an Ihnen beobachten als die, die sie – geht es nach Ihren Wünschen – sehen sollten, wie werden Sie ihnen die Veränderungen deutlich machen, die sie merken sollen? Erzählen Sie ihnen nichts über Ihre Veränderungen, zeigen Sie sie ihnen!"

Danach fordere ich ihn weiter auf:

„Gehen Sie noch einmal in die Szene bei sich zu Hause. Sehen Sie nach, ob Sie sich auf irgendeine Weise von sich selber oder anderen abbringen lassen, die Entscheidung, die Sie getroffen haben, wieder aufzugeben."

Schließlich fordere ich den Patienten auf, sich vorzustellen, er sei an seinem Arbeitsplatz, und ich stelle ihm dazu die entsprechenden Fragen.

Stößt der Patient in seinen Vorstellungen auf Schwierigkeiten, so arbeite ich sie mit ihm durch, rege ihn an, die Schwierigkeiten zu lösen. Wenn der Patient nicht erkennt, dass andere auch enttäuscht sein können, sage ich ihm meine Ansicht dazu. Ich versuche die aus dem bisherigen Leben bekannten Störungen zu skizzieren, damit der Patient ihnen in der Vorstellung begegnet. Er soll in der Vorstellung erleben, wie er mit ihnen fertig wird. Wenn er so darauf vorbereitet ist, wird er eine eventuelle Auseinandersetzung nicht vermeiden.

9 Therapeutische Interventionen

Die folgenden Abschnitte beschreiben erfolgreiche Methoden zur Behandlung von Ängsten. Sie werden in einer Psychotherapie so oder ähnlich eingesetzt, können aber auch allein oder besser mithilfe einer Bezugsperson angewandt werden. Diese Interventionen mögen sehr einfach erscheinen, das darf jedoch nicht darüber hinwegtäuschen, dass ihre Anwendung keineswegs leichtfallen wird. Ein großes Problem ist dabei häufig die fehlende Ausdauer. Es genügt eben nicht, etwas zu lesen und zu verstehen, sondern eine Veränderung von Dauer wird sich nur durch verändertes Handeln und wiederholte Übung mit neuen Erfahrungen einstellen. Dafür stehen mehrere verschiedenartige und Erfolg versprechende Interventionen zur Verfügung.

9.1 Beobachtung und Analyse der Angst

Die Analyse der Angst-Situation ist eine wesentliche Voraussetzung effektiver Angstbewältigung. Verhaltensanalysen sind in der Verhaltenstherapie die Voraussetzungen für die Therapieplanung. Verhaltensanalysen eignen sich jedoch auch zur Selbstveränderung bzw. zur Intervention durch Erzieher, weil sie zum Verständnis der Angstzusammenhänge beitragen und Ansatzpunkte zur Veränderung aufzeigen. Stichwortartig sollte ein Protokoll über mehrere Angsterlebnisse geführt werden. Darin werden kurz folgende Gesichtspunkte notiert:

- die angstauslösende Situation,
- die in dieser Situation gezeigte Verhaltensreaktion,
- die daraufhin eingetretenen Konsequenzen.

Als Beispiel sei an dieser Stelle das tabellarische Angst-Protokoll (► Tab. 9-1) eines Zahnarztbesuchs aufgeführt:

Tab. 9-1

Situation	Reaktion	Konsequenzen
Ein Zahnarzt betritt im weißen Kittel das Untersuchungszimmer. Er nimmt ein spitzes Untersuchungsinstrument in die Hand und nähert sich dem Kind.	Das Kind erschrickt. Es wird zunächst steif und windet sich dann aus dem Untersuchungsstuhl.	Die Untersuchung wird abgebrochen. Dadurch lässt beim Kind die Angst sofort nach. Allerdings spürt es anschließend, dass die Mutter unzufrieden ist. Es macht sich nun selbst Vorwürfe.

Ein solches Protokoll ermöglicht die Analyse der Verhaltenskette. Es hilft uns, die Zusammenhänge zwischen den Auslösern unseres Verhaltens und seinen Folgen zu verstehen.

Ist uns der Auslöser eines bestimmten Verhaltens bekannt, können wir im Vorfeld Einfluss auf die situativen Bedingungen nehmen, die für das Verhalten verantwortlich sind. Kennen wir die Auswirkungen, die eine Angstreaktion nach sich zieht, ermöglicht gerade die Änderung unseres Verhaltens neue Erfahrungen.

Die Möglichkeiten zur Veränderung gelten sowohl für den Angstbetroffenen selbst als auch einen Erziehenden, der helfend eingreifen möchte.

Beschreiben wir zunächst, wie eine Veränderung der *Situation* „Zahnarztbesuch" aussehen könnte. Durch diese Veränderung wird die Angstreaktion abgeschwächt:

- Der Zahnarzt stellt sich dem Kind erst einmal als Mensch vor. Ein freundlicher Kontakt schafft eine persönliche Beziehung und mindert die Angst vor dem Fremden.
- Er informiert das Kind über sein Vorhaben. Information gilt als Voraussetzung für ein Verstehen des Geschehens. Verständnis ermöglicht Kontrolle und hemmt Angstgefühle.
- Die Mutter oder eine andere vertraute Begleitperson strahlt Ruhe aus. Sie verhindert dadurch, dass Nachahmung eines ängstlichen Modells stattfinden könnte.
- Die Hand des Kindes zu halten wirkt (bei guter Beziehung) als beruhigender Körperkontakt.
- Das Kind kann durch Zusprache von seiner Angst abgelenkt werden. Die Konzentration auf Themen, die das Kind nicht ängstigen, verringert dessen Angst.

Überlegen wir nun, wie auf die *Angstreaktion* des Kindes Einfluss genommen werden kann:

- Der Arzt überzeugt das Kind, im Untersuchungsstuhl zu bleiben. Er ermöglicht dem Kind, sich mit den Untersuchungsinstrumenten vertraut zu machen und erläutert ihre Funktion. Das Kind gewöhnt sich an die Situation, wenn alle Beteiligten ruhig mit ihm sprechen, keinen Druck erzeugen und dem Kind viel Zeit lassen. Beim nächsten Besuch wird es weniger oder gar keine Angst vor den spezifischen Merkmalen wie dem weißen Kittel empfinden.

Die Konsequenzen, die auf das kindliche Verhalten folgen, sind für die zukünftigen Reaktionen des Kindes sehr wichtig. Hier kommt es vor allem auf das Verhalten der Bezugspersonen an:

- Selbst wenn das Kind den Untersuchungsstuhl bereits verlassen hat, kann die Mutter noch beruhigend einwirken. Sie bringt Verständnis für das Kind auf, ohne die Verweigerung zu verstärken – und wirkt so einer Panikreaktion entgegen.
- Die Mutter vermittelt dem Kind trotz seines ängstlichen Verhaltens eine glaubhafte Zuversicht. Sie verhindert damit, dass das Kind sich Vorwürfe macht und sich selbst verunsichert. Sie stärkt seine Motivation, die positiven Erwartungen des Erziehers zu erfüllen.

Analysen der Verhaltenskette *Situation-Reaktion-Konsequenzen* sind oft schon allein veränderungswirksam, weil sich durch bewusste Beobachtung das Kontrollerleben und die Motivation ändern. So vermindert sich die Auftretenshäufigkeit bei unerwünschten Gewohnheiten allein durch ihre Protokollierung, z. B. sinkt der Nicotingenuss meist deutlich, wenn jeder Griff zur Zigarette genau festgehalten wird. Selbstmodifikation ist einer Änderung durch andere immer vorzuziehen, aber am effektivsten ist das Zusammenwirken aller Beteiligten. Genau dafür schafft die Analyse des Verhaltens die beste Grundlage.

Bei der weiter oben wiedergegebenen Beobachtung einer Panikreaktion beim Autofahren sind es v. a. die Gedanken der betroffenen Person sowie die Reaktionen von Angehörigen und Ärzten, die das Problem verschlimmern und aufrechterhalten. Die richtige Hilfe durch eine Bezugsperson wurde schon weiter oben angesprochen. Zur Angstkonfrontation und zur Veränderung des Denkens siehe Kapitel 9.4 und 9.5.

9.2 Veränderungsskala und Angsthierarchie

Krankheiten und psychische Probleme sind i. d. R. keine dichotomen Phänomene. Ihnen wird man mit einem Alles-oder-nichts-Denken weniger gerecht als mit einer Skalen-Orientierung. Danach besteht ein Problem weder zu 100 % noch zu 0 %, sondern immer irgendwo zwischen 0 und 100. Dieses Denken erleichtert wesentlich das Bemühen um Veränderung. Wenn man ein Problem z. B. auf einer derartigen Skala bei 80 ansiedelt, dann zeigt dies zwar, wie

0 — 10 — 20 — 30 — 40 — 50 — 60 — 70 — 80 — 90 — 100

keine Angst … **maximale Angst**

Abb. 9-1 Angstskala.

schlimm es steht. Aber es verdeutlicht auch, dass es nicht hoffnungslos ist. Und es ergibt sich daraus ein wichtiger Hinweis für die Zielsetzung: Ziel ist nicht die 0, das wäre völlig unrealistisch. Erstes Ziel ist eine Verbesserung hin zu 70 oder eventuell 60. Dieses Denken erlaubt uns eine positive Bewertung schon dann, wenn sich bei Veränderungsbemühungen zunächst nur eine kleine Verbesserung ergibt. Damit steigt die Wahrscheinlichkeit, dass man länger durchhält. Auch bei Rückfällen ist nicht gleich alles Bemühen mit einem Mal wertlos, sondern man relativiert auch hier und kann noch erkennen, welcher Schritt jetzt notwendig wird. Viele Patienten brechen Ihre Veränderungsbemühungen nach ersten Erfolgen ab, weil die Veränderung danach stagniert und weitere Anstrengungen scheinbar nichts mehr bringen. Dabei ist es für Lernvorgänge typisch, dass die Lernkurve nach schnellen Anfangserfolgen zunächst verflacht, bevor sie weiter steigt. Realistischerweise sollte man bei jedem Veränderungsprozess von solchen Lernplateaus und sogar von zwischenzeitigen Rückfällen ausgehen. Stattdessen ist Schwarz-Weiß-Denken sehr verbreitet. Schon bei einmaligem Versagen bricht sich Katastrophendenken Bahn und die hoffnungsvoll begonnene Veränderung wird vorschnell aufgegeben.

Wer mehrere Ängste überwinden bzw. verschiedene Angstsituationen besser bewältigen möchte, kann die eigenen Ängste auch auf diese Weise in einer Skala zwischen 0 und 100 eintragen (► Abb. 9-1). Wobei 100 der Todesangst oder Panik entspräche und 0 wäre die völlige Angstfreiheit. Werden die Ängste auf diese Weise bewertet und auf einer solchen Skala eingetragen, erhält man eine Hierarchie der Ängste. Das Veränderungsprogramm dieser Ängste sollte mit einer Angst mittlerer Stärke beginnen, um nicht zu überfordern. Nach ersten Erfolgen steigt im Allgemeinen die Bereitschaft, sich auch den schwierigeren Aufgaben zu stellen.

9.3 Probehandeln

Nach einer genauen Analyse der Situation erleichtert ein vorbereitendes Probehandeln die gewünschte Veränderung im Ernstfall. Dazu wird die Situation im Rollenspiel nachgestellt. Zuvor muss die übende Person jedoch genau wissen, worauf es bezüglich der Verhaltensänderung ankommt. Deshalb muss vorab eine detaillierte Instruktion durch den Therapeuten über die Abläufe und das Verhalten, die eingeübt werden sollen, erfolgen. Der Patient soll sich über das zu übende Geschehen völlig im Klaren sein, bevor er sich in ein Rollenspiel begibt. Soll z. B. ein konflikthaftes Gespräch mit dem Chef gesucht werden, wird vor dem Spiel der Therapieraum ggf. durch Verschieben von Tisch und Stühlen sowie die Verwendung irgendwelcher Utensilien (Krawatte, weißer Kittel usw.) der Realität angenähert, damit beim Patienten ein realitätsnahes Empfinden ausgelöst werden kann. Des Weiteren wird festgelegt, wie der Chef kontaktiert wird, ob der Patient steht oder sich setzt, wie er das Gespräch einleiten kann, welche Möglichkeiten der Vertagung des Problems und des Nachdenkens angeboten und wie zur Klärung des Anliegens die eigenen Erwartungen betont werden könnten. Erst wenn Klarheit über das Vorgehen besteht, folgt die Durchführung. Jetzt versucht der Patient, das angestrebte Verhalten zu zeigen. Er erlebt sich in der zu erwartenden Situation mit einem anderen Vorgehen und kann nun dessen Stimmigkeit für sich prüfen. Taugt das intendierte Verhalten, folgt nun die Übungsphase. Jetzt geht es darum, das neue Verhalten durch Wiederholung mit Bestätigung und ggf. Korrekturen zu schleifen. Der Patient soll das neue Verhalten ohne nachzudenken aus sich heraus zeigen können, damit er sich seines Auftretens im Ernstfall einigermaßen sicher sein kann.

Beim Rollenspiel mit einem Kind übernimmt zunächst der Erzieher selbst die Rolle des Kindes. Modellhaft zeigt er, wie sich das Kind verhalten könnte. Dabei ist nicht das perfekte Vorbild, also völlige Angstfreiheit, anzustreben. Am effektivsten wirkt ein Modell, in dem sich das Kind wiedererkennt. Es erleichtert ihm die Anwendung auf sich selbst und damit die zukünftige Kontrolle der Angstsituation. Der Erzieher wählt Elemente des beobachteten Angstverhaltens sowie der abgesprochenen Bewältigungsmaßnahmen aus. Zu den eingeübten Maßnahmen können zum Beispiel gehören:

- sich selbst mutig auffordern, beruhigende Selbstgespräche zu führen,
- sich in einem (hörbaren) Selbstgespräch an die vorbereitete Bewältigungsreaktion erinnern,
- sich eine Hilfe suchen, um in der Angstsituation zurechtzukommen. Eine Hilfe kann alles sein, was das Aushalten der Angstsituation erleichtert, z. B. ein „Glücksbringer", ein beruhigendes oder ablenkendes Vorstellungsbild (z. B. Spaß im Wellenbad) oder eine persönliche Unterstützung wie die Begleitung durch einen Freund.

Wichtig ist, dass das Kind regelrecht in seine Rolle eintaucht. Es bemüht sich darin aktiv um ein weniger ängstliches Verhalten. Alle Anzeichen einer schwächeren Angstreaktion und jeder Versuch der Angstkontrolle sollten unmittelbar durch Lob, bestätigende Berührung oder ein unterstützendes Lächeln bekräftigt werden. Auch eine „materielle" Auszeichnung wie etwa ein „Orden" verstärkt das gewünschte Verhalten. Wichtig ist eine Bestätigung des Kindes als Person und gleichzeitig eine Anerkennung für die Bemühungen.

Nach mehreren Rollenspielen empfiehlt sich der Transfer des Gelernten in den Alltag, wo das Kind „echte" Erfahrungen sammelt. Dort erhält es die Bestätigung, dass die eingeübten Verhaltensweisen einen tatsächlichen Fortschritt darstellen, oder es erfährt, welche Schwierigkeiten noch immer bestehen. Diese Realitätsübungen sollten nicht auf eine einmalige Aktivität beschränkt bleiben. So empfiehlt es sich etwa in unserem Beispiel, den Zahnarztbesuch auf drei Termine innerhalb von eineinhalb Wochen aufzuteilen. Geht es zunächst z. B. darum, dass sich das Kind an die Situation gewöhnt, kann es beim zweiten Kontakt erste Erfahrungen mit der Behandlung machen, die beim dritten Termin durch Fortsetzung der Behandlung vertieft werden. Ist die ängstigende Situation einmal bewältigt, baut sich die Angst doch innerhalb von wenigen Tagen wieder auf. Erst mit einigen Wiederholungen wird die Bewältigung stabil, kann das neu gelernte Verhalten im Alltag gefestigt werden. Kleine Variationen bei jedem Termin, z. B. die Anwesenheit anderer Personen oder die Abwesenheit der Mutter, fördern die Flexibilität des kindlichen Verhaltens – zumindest solange es nicht zu einer Überforderung kommt. Die neuen Schritte sollten immer so gewählt werden, dass das Kind noch mit ihnen einverstanden ist. Es sollte die Erwartung haben, die Anforderungen noch sicher bewältigen zu können, damit es im Anschluss an die Ausführung eine Bestätigung für seine Fortschritte erfährt.

Kinder möchten die Erwartungen ihrer Bezugspersonen erfüllen. Dazu müssen sie ihnen vorbehaltlos vertrauen und sich bei ihnen sicher fühlen. Ein solches Vertrauen ist an mehrere Voraussetzungen geknüpft:

- Es gibt keinen Widerspruch zwischen dem Verhalten des Erziehers und seinen Erwartungen an das Kind.
- Der Erzieher spricht auch eigene Schwächen offen an.
- Vor jeder Festlegung auf eine neue Herausforderung wird die Zustimmung des Kindes eingeholt.
- Die Regeln und Vereinbarungen mit dem Kind werden verlässlich eingehalten.
- Die Stimmung des Erziehers kippt auch bei Schwierigkeiten nicht, die Wertschätzung für das Kind bleibt bestehen. Damit wirkt auch die positive Erwartung fort, dass sich der Erfolg bei weiteren Übungen einstellen wird.

Im Prinzip gelten diese Anforderungen auch für Übungen zum Probehandeln mit Jugendlichen oder Erwachsenen. Ein Betroffener wird seine Ängste nicht allein durch deren Analyse überwinden. Für eine Übung im Rollenspiel muss zunächst die Szene genau besprochen werden, in der ein neues Verhalten gezeigt werden soll. Danach wird eine entsprechende Situation im Raum geschaffen, um realitätsnahes Handeln zu ermöglichen. Ein Rollenspielpartner erleichtert die Simulation von sozialen Interaktionen. Aber selbst bei Erwachsenen können Spielpuppen hilfreich sein, um den Prozess in einem sozialen Geschehen abzubilden. Im Rollenspiel wird dem Betroffenen die eigene Reaktion konkret bewusst, er erlebt sich mit Körper und Stimme. So kann sein Vertrauen in die eigenen Möglichkeiten wachsen. Selbstvertrauen ist die Basis für die Bewältigung der realen Angstsituation. Die Erfahrung der Bewältigung stärkt die Selbstwirksamkeitserwartungen für die Zukunft. Bei Entscheidungsunsicherheit kann auch mithilfe von Stühlen die innere Überzeugung herausgearbeitet werden. Die Stühle stehen für Verhaltensalternativen im Raum. Der Betroffene probiert nacheinander die verschiedenen Verhaltensoptionen aus, indem er auf den jeweils dafür bestimmten Stühlen Platz nimmt. So kann er erleben, welches Verhalten sich stimmiger anfühlt. Die zu treffende Entscheidung gründet sich nach einer solchen Übung nicht nur auf einem Denkprozess, sondern bezieht Körper und Gefühl mit ein.

9.4 Konfrontation mit der Angst

Für Patienten hört es sich schlimm an, wenn ihnen in der Therapie die Konfrontation mit der Angst angekündigt wird. Diese Exposition richtig angewandt ist jedoch die effektivste Methode zur Überwindung einer Angststörung.

Um dem Patienten die Angst vor der Exposition zu nehmen, können Vorübungen oder ein gestuftes Vorgehen helfen. Wie lässt sich z. B. das Körpermissempfinden von Panikpatienten korrigieren? Dazu sollten bewusst Situationen aufgesucht werden, die zu ähnlichen Körperempfindungen führen wie in der gefürchteten Situation. Dazu kann etwa schnelles Treppensteigen gehören oder rasches Drehen auf einem Schreibtischstuhl. Durch alternative Gedanken, Entspannungsübungen und angemessenes Atmen lernt der Betroffene, seine Körpermissempfindungen vorsichtig zu kontrollieren. Es geht darum, dass die gefürchteten Körperreaktionen bewusst ausgelöst werden und der Betroffene damit und mit den aufkommenden Sorgen konfrontiert wird. Es dauert jedoch seine Zeit, bis das unbefangene Vertrauen in die eigenen Körperfunktionen wieder zurückkehrt. Aber es wächst mit jeder Übung und besonders mit der erfolgreichen Bewältigung einer Angst- und Paniksituation sowie dem Verzicht auf medizinische Hilfe und Medikation.

Zur Wirksamkeit von Konfrontationsverhalten und allmählicher Habituation, also der Erfahrung, dass die Angst nicht endlos steigt, sondern nach einiger Zeit nachlässt, gibt es sehr viele wissenschaftliche Belege (Senf und Broda 2005, Wittchen und Hoyer 2011). So konnten dies die Forscher auch bei Sozialphobie-Patienten anhand der Gehirnaktivität beim Betrachten von Bildern anderer Menschen nachweisen. Dabei wiesen diese Personen, die fürchteten, sich bei einer Begegnung mit fremden Menschen unpassend zu verhalten, eine stärkere Aktivierung der Amygdala im Vergleich zu gesunden Probanden auf. Nach einigen Versuchsdurchgängen sank diese „übertriebene" Aktivität jedoch ab. Die krankheitstypisch überaktivierten Gehirnregionen wurden im weiteren Verlauf dann einfach übergangen und ein unauffälligeres Verhalten wurde nun möglich.

Vor einer Angstexposition in der Realität muss der Betroffene den zu erwartenden Prozess genau verstehen. Dies erleichtert ihm die Zustimmung zu dieser anstrengenden Behandlungsmethode.

Betrachten wir uns dafür die zu erwartende Angstverlaufskurve (► Abb. 9-2):

- Mit der Entscheidung, die Angstsituation aufzusuchen, wird bereits eine Erwartungsangst ausgelöst.
- Die Angst steigt mit Eintritt in die Angstsituation weiter stark an.
- Dieser Angstanstieg lässt eine Steigerung bis zur Todesangst erwarten. Bei einem Abbruch der Exposition würde die Angst mit dem Verlassen der Angstsituation sehr schnell nachlassen.
- Wird die Angstkonfrontation jedoch durchgehalten, lässt der Anstieg der Angst bald etwas nach und bleibt dann eine kurze oder auch längere Weile auf hohem Niveau.
- Schließlich setzt die Gewöhnung (Habituation) ein, die Angst geht deutlich zurück.

Entscheidend für die Angstbewältigung ist die Erfahrung, dass die Angst nicht mehr weiter ansteigt, sondern nach gewisser Zeit nachlässt. Diese Erfahrung kann so überwältigend sein, dass man danach zunächst vollkommen angstfrei ist und sogar meint, diese Angst nie mehr zu bekommen. Die Angst wird sich jedoch innerhalb der nächsten Tage erneut aufbauen und es ist mit einer ähnlich qualvollen, meist jedoch kürzeren Dauer des Angstanstiegs bei der nächsten Angstexposition zu rechnen. Expositionen sollten so geplant werden, dass man innerhalb von zwei Wochen etwa fünf Durchgänge unterbringt, zwischen denen jeweils zwei oder drei Tage zur körperlichen Erholung und zur „Regeneration“ der Angst liegen.

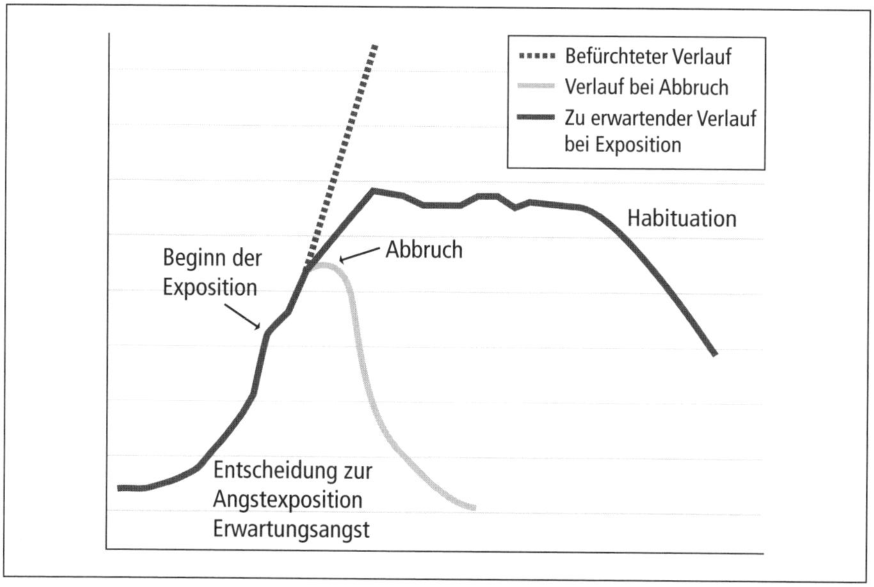

Abb. 9-2 Angstverlaufskurve.

Die Dauer der einzelnen Exposition hängt vom Rückgang der Angst ab. Es sollten dafür jedoch mindestens drei Zeitstunden zur Verfügung stehen. Wichtig ist, dass bei der Exposition jede Form der Vermeidung der Angst unterbleibt. Innerhalb einer solchen Expositionsanwendung sind nun weder Entspannungsübungen noch andere Angst senkende Maßnahmen, wie positive Selbstgespräche (wie „Es ist gleich vorbei" …), sinnvoll. Im Gegenteil: Man konzentriert sich vollständig auf alle angstauslösenden Reize und das Erleben des Angstgefühls. Um diesen Verlauf durchzuhalten, ohne abzubrechen und ohne andere Formen von Vermeidung zuzulassen, empfiehlt es sich, die Angststärke zwischen 0 und 100 immer wieder einzuschätzen. Die Situation wird erst verlassen, wenn die Habituation deutlich spürbar ist, was sich entsprechend in der niedrigeren Angsteinschätzung zeigen wird.

Eine Angstexpositionsbehandlung sollte man in Begleitung eines Psychotherapeuten durchführen. Der Abbruch wird dadurch weniger wahrscheinlich und das Erfolgserlebnis wird dank des Zeugen noch überwältigender ausfallen.

Fallbeispiel

Einer meiner Supervisanden wird seine erste Expositionsbehandlung sicherlich lebenslang in Erinnerung behalten: Nachdem er die Patientin mit Platzangst gut vorbereitet hatte, machten sich beide auf den Weg nach draußen. Bereits nach wenigen Metern erlebte die Patientin an einer Straßenkreuzung eine Angstüberflutung und rief laut um Hilfe. Der begleitende Therapeut konnte sie nicht in der Situation halten, denn ein hilfsbereiter Fußgänger nahm sich ihrer an und geleitete sie zurück zum Haus. Dieser Abbruch war aus therapeutischer Sicht falsch, denn so wurde wieder einmal das Fluchtverhalten durch den nachfolgenden Angstabfall verstärkt. Trotzdem wird ein Therapeut einen überforderten Patienten nie festhalten. Er wird lediglich versuchen, durch Dabeisein und beruhigende Ansprache die Angst des Patienten so weit zu senken, dass diesem das Verbleiben in der Angstsituation möglich wird. Der geschilderten Patientin war ihre Panikreaktion im Nachhinein sehr peinlich. Sie empfand gegenüber ihrem Therapeuten sogar ein schlechtes Gewissen und zeigte sich nach einer Aufarbeitung beim zweiten Expositionsversuch entschlossener und bewältigte die erneute Herausforderung ohne weitere Zwischenfälle.

Damit die Angstreduktion Bestand haben kann, muss der Aktionsradius ausgeweitet werden durch viele kurze Expositionen über einen längeren Zeitraum (je nach Chronifizierung der Angst sogar über mehrere Jahre), die allein durchgeführt werden. Das Vertrauen in die eigene Stärke muss allmählich wachsen und braucht viele Erfahrungen der Bewältigung in unterschiedlichen Situationen.

Eine Expositionsübung sollte nicht abgebrochen werden, weil sonst die Angst erneut aufgebaut wird. Aber selbst wenn dies passiert, heißt das nicht, dass man ganz aufgeben sollte. Wichtig ist, dass man nach einem Rückfall möglichst schnell wieder zur Konfrontation zurückkehrt und weitere Expositionsdurchgänge plant. Untersuchungen zum Vermeiden unangenehmer Aufgaben haben gezeigt, dass trotz eintretender Erleichterung intensives Grübeln einsetzt. Solches Nachdenken, wie schlimm es hätte werden können, stärkt dann den Entschluss, ähnliche Situationen zukünftig zu meiden. Anders die Personen, die eine unangenehme Aufgabe erledigt hatten: Diese Aufgabe geschafft zu haben stärkte bei ihnen den Entschluss, sich dieser Prozedur erneut auszusetzen.

Fallbeispiel

Bei einem Fall von Blutentnahmephobie konnte ich die Wirkung der Habituation bei Exposition eindrucksvoll miterleben, weil während der Behandlung ein online-EKG durchgeführt worden war. Ein Patient der Psychiatrie eines Universitätsklinikums war bei Blutabnahmen regelmäßig in Ohnmacht gefallen und hatte eine Phobie entwickelt. Im Rahmen der psychologischen Behandlung wurde zunächst eine gewöhnliche Blutentnahme durchgeführt. Dabei zeigte sich anhand der begleitenden Messung der Herztätigkeit, dass es in Folge der Blutabnahme zu einem kurzen Herzstillstand kam. In der nachfolgenden Exposition wurde diese Blutentnahme auf eine ganze Stunde ausgedehnt. Immer wenn sich aufgrund der physiologischen Messung das Abgleiten des Patienten in die Ohnmacht andeutete, wurde er durch entsprechende Ansprache wieder aktiviert. So gelang es tatsächlich, trotz langer Blutabnahme, einen weiteren Herzstillstand zu verhindern. Der Patient hatte lernen müssen, seinem Bedürfnis nach „Ruhe" nicht nachzugeben, sondern sich diesem zu widersetzen. Wie hatte sich eine derartige physiologische Reaktion herausbilden können? Lag eine genetische Disposition vor oder handelte es sich dabei um eine – aus welchen Gründen auch immer – gelernte unbewusste Verhaltensweise zur Abwehr einer „Bedrohung"? Ohne die Ursache zu verstehen, war der Patient nun dennoch in der Lage, das Geschehen zu kontrollieren und seine Angst vor Blutabnahmen zu bewältigen.

9.5 Veränderung des Denkens

Vom griechischen Philosophen Epiktet ist der Ausspruch überliefert: Was die Menschen bewegt, sind nicht die Dinge selbst, sondern die Ansichten, die sie von ihnen haben.

Gefühle werden in der Regel von Gedanken begleitet und oft sogar von ihnen ausgelöst. Sie bestimmen über die Intensität der Gefühlsempfindung. Gedanken können förderlich sein und zur Bewältigung von Schwierigkeiten anhalten oder belastend wirken und Situationen als unvermeidliche Katastrophen ausmalen.

Wer z. B. von seinem Chef kritisiert wurde und danach feststellt, dass er sich extrem aufgewühlt fühlt, sollte seine Gedanken überprüfen. Stellt es eine regelrechte Katastrophe für mich dar, dass der Chef mit mir unzufrieden ist? Fühle ich mich als Mensch zutiefst in meinem Selbstwert verletzt? Um wieder zur Ruhe zu kommen, ersetzt man die selbstschädigenden Gedanken durch vernünftigere, weniger katastrophisierende Gedanken: „Der Chef war zwar mit dem Ergebnis nicht einverstanden, aber ich habe ihm meine Position erklärt. Er wird erkennen, dass ich nicht gedankenlos gehandelt habe. Zwei Menschen können nicht immer einer Meinung sein …"

Häufige gedankliche Verzerrungen sind:

- **„Alles oder nichts"-Denken:** Die Dinge werden nur in Schwarz-Weiß-Kategorien gesehen („Wenn ich etwas nicht perfekt mache, sollte ich es bleiben lassen").
- **Übertriebene Verallgemeinerungen:** Ein einzelnes Ereignis wird als Regelfall gesehen („Nie mache ich etwas richtig … Immer … Alle … Keiner").
- **Abwehr des Positiven:** Positive Erfahrungen werden zurückgewiesen, indem darauf bestanden wird, dass sie aus irgendeinem Grund nicht zählen („Das hätte jeder gekonnt").
- **Katastrophisieren:** Immer das Schlimmste vermuten und sich dann hineinsteigern („Sie ruft nicht an, sicher liebt sie mich nicht mehr, morgen kommt sie mit der Scheidung").

Neben der Angst-Konfrontation mit dem Ziel einer Habituation gilt die situative Bewertung durch den Patienten als bedeutsam für seine Erkrankung bzw. Gesundung. Gefühle und Gedanken beeinflussen sich gegenseitig. Die Veränderung von Gedanken ist einfacher und begleitet auch andere Interventionen der Angstbehandlung.

Mithilfe eines Selbstbeobachtungsprotokolls lässt sich selbstschädigenden Gedanken leichter auf die Spur kommen, um angemesseneres Denken zu entwickeln. Zuerst müssen wir herausfinden, welche Gedanken eine Angst- oder Stresssituation verschärfen. Im Anschluss daran lässt sich gezielt an der Kontrolle und Veränderung dieser Gedanken arbeiten. Wenn Sie z. B. in einem Café einem Vorgesetzten begegnen und spüren, dass Sie rot werden, dann geht Ihnen vielleicht folgender Gedanke durch den Kopf: „Ich sollte jetzt eigentlich souverän wirken, aber mit meiner roten Birne merkt jeder, wie unsicher ich bin." Ihnen wird nun erst richtig heiß, das innere Geschehen ist Ihnen so peinlich, dass Sie sich schnellstmöglich verdrücken. Ein derart Stress verschärfender Gedanke im Beobachtungsprotokoll könnte evtl. dadurch neutralisiert werden, dass Sie sich notieren: „Ich war überrascht und fühlte mich verlegen. Das ist jedoch nur ein flüchtiges Gefühl, dem ich keine Beachtung schenken sollte, denn es heißt keineswegs, dass ich abgelehnt werde. Ich mache stattdessen einen tiefen Atemzug und schon kann ich spüren, wie ich zur Gelassenheit zurückfinde" …

Anfangs mag es mühsam erscheinen, einen Gedanken zu formulieren, der sowohl der Situation angemessen ist als auch einem selbst gut tut. Doch die schriftliche Fixierung selbstschützender Gedanken prägt sich rasch ein. Mit der Zeit stehen sie auch spontan zur Verfügung.

Das Protokollieren führt häufig zur erfreulichen Erfahrung einer damit einhergehenden Veränderung des Denkens. Die starke innere Beteiligung bei der schriftlichen Abfassung bewirkt eine Klärung, Vertiefung und Änderung der Gedanken. Sie führt auch zu einer gesteigerten Aufmerksamkeit für die protokollierten problematischen Situationen und erleichtert es, automatisiertes Verhalten zu stoppen und neues Verhalten zu verinnerlichen.

9.6 Emotionale Distanzierung

Eine Beobachterhaltung schafft eine gewisse Distanz zum Problem und befördert gerade dadurch dessen Lösung. Denn viele psychische Schwierigkeiten entstehen erst durch die emotionale Verschmelzung mit einem Problem. Es scheint dann die gesamte Wirklichkeit zu beherrschen und nicht mehr nur einen Aspekt der eigenen Person auszumachen. Die Kritik des Chefs z. B. wird nicht mehr ausschließlich mit der Auslösesituation in Zusammenhang gesehen, sondern als allgemeine Unfähigkeit bewertet und empfunden. Ein besonders krasses Beispiel für dieses Phänomen der Überidentifikation stellt die Dysmorphophobie dar. Menschen, die unter dieser Angst leiden, vermeiden es, aus dem Haus zu gehen und leben manchmal sogar zurückgezogen im Dunkeln. Sie verhindern möglichst, von anderen gesehen zu werden, weil sie sich für ihr Äußeres schämen. Diese Personen nehmen ihr Spiegelbild irreal wahr. Sie erwarten, dass andere sie als abstoßend empfinden. Ihr Leid ist völlig unabhängig vom tatsächlichen Aussehen. Und jede noch so überzeugte Versicherung von anderen, dass das Aussehen unauffällig oder sogar schön sei, bringt den Betroffenen keinerlei Beruhigung. Ihr Heil suchen sie meist in Schönheitsoperationen, die jedoch nur kurzfristig helfen. Schon nach kurzer Zeit flammt die Angst unverändert wieder auf. So reiht sich oft Operation an Operation, wofür sich die Betroffenen zunehmend verschulden.

Eine Beobachterhaltung verhindert die unfruchtbare Überidentifikation mit einer Problematik. Sie lässt sich wie folgt einüben (nach Wolinsky 1994, S. 42):

Übungen

- Setzen Sie sich bequem hin und schließen Sie die Augen.
- Erinnern Sie sich bewusst an einen Vorgang, der Sie aufgewühlt hat.
- Visualisieren Sie diesen Vorfall konkret mit all der Unruhe, die Sie ursprünglich erfahren haben.
- Konzentrieren Sie sich auf das bloße Gefühl, ohne sich selbst direkt im Mittelpunkt des Geschehens zu empfinden. Sie erleben jetzt das Gefühl, ohne die Aufmerksamkeit auf die konkreten Umstände zu richten.
- Seien Sie nun wieder selbst im Zentrum dieses Vorfalls. Fahren Sie fort, die Szene vor sich zu sehen, achten Sie aber jetzt darauf, dass Sie auch Beobachter der Szene sind. Es gibt nun ein „Sie", das alle Aufregungen erlebt, und ein „Sie" außerhalb dieser Szene. Dieses „Sie" beobachtet sehr genau und achtet auf alle Empfindungen und Gedanken. Es beobachtet nur, urteilt und bewertet jedoch nicht, und verschmilzt deshalb nicht mit dem Geschehen.

Vergleichen Sie diese beiden Visualisierungen, welchen Unterschied erleben Sie?

Als junger Mann nahm ich an der Wanderung durch ein Moor teil. Dabei blieben einige Teilnehmer der Wandergruppe im Morast stecken. Hilfe für diese

Teilnehmer von anderen wurde immer dann notwendig, wenn jemand auf leichtes Einsinken mit Panik reagierte oder sich aus Angst vor dem Versinken völlig starr verhielt. Die Befürchtung, sich nicht befreien zu können, bestimmte das ungünstige Verhalten dieser Personen. Ihr Katastrophisieren verhinderte, die vorhandenen Möglichkeiten zur Durchquerung des Moores zu nutzen. Die Verschmelzung mit dem Problem führte erst die scheinbare Ausweglosigkeit in dieser Situation herbei. Diese Erfahrung bestätigte sich auch später immer wieder im Gespräch mit vielen meiner Angstpatienten. Sozial ängstliche Menschen fürchten sich vor der Ablehnung von anderen. Sie meiden deshalb Gruppen, um nicht die Erfahrung der Ausgrenzung zu erleben. Ist ein Kontakt zu einer Gruppe unumgänglich, zeigen sie oft destruktives Verhalten, das die Ablehnung durch die Gruppe zur Folge hat, z. B. provozieren sie andere, kritisieren viel, nehmen im Gespräch eine Kontra-Position ein und geben sich unfreundlich. Es erscheint paradox, dass man sich negativ verhält, obwohl man die Ablehnung durch die anderen fürchtet. Aber wenn man die Ablehnung erwartet, steht man unter Anspannung. Diese bewirkt das negative Verhalten. Die Ausgrenzung aus der Gruppe ist zwar bedauerlich, beendet aber beim Betroffenen die Spannung durch die Unsicherheit, ob und wann es zur Ausgrenzung kommen wird. Die Situation ist nun geklärt, sein Selbst- und Weltbild wird bestätigt und damit auch die Prophezeiung, von anderen abgelehnt zu werden. Wenn man mittels Beobachterhaltung diese negativen Erwartungen und den Eigenanteil am Erleben erkennt (dass die Ablehnung der anderen z. B. eine Reaktion auf die eigene Unfreundlichkeit war) und durch offenere Gedanken ersetzt (etwa „Es geht heute nicht darum, dass wir für immer zusammenpassen. Es soll ein schöner Abend werden, für die anderen genauso wie für mich"), wird es zu anderen Gruppenerfahrungen kommen. Diese können dann die soziale Angst korrigieren.

9.7 Entspannung und Achtsamkeit

Stress und seine schädigenden Auswirkungen zu reduzieren ist eine zentrale Aufgabe für jeden von uns, da das moderne Leben von Reizüberflutung gekennzeichnet ist. Jede Art von Pause ist wertvoll, die eine bestehende Anspannung verringert. Regelmäßig durchgeführte Entspannungsübungen fördern die Fähigkeit, von An- auf Entspannung umzuschalten. Dabei muss das Denken, das sich meist schon mit den nächsten Aufgaben oder mit Ereignissen der Vergangenheit beschäftigt, unterbrochen werden. Stattdessen konzentriert man sich vollständig auf den gegenwärtigen Augenblick. Dabei wird man feststellen, dass dies gar nicht so einfach ist. Unsere Gedanken schweifen ständig ab. Wir befassen uns unabsichtlich entweder mit vergangenen Geschehnissen oder mit Dingen, besonders Plänen, die noch vor uns liegen. Es braucht schon einige Übung, mit der Aufmerksamkeit im Erleben des Augenblicks zu verweilen. Was immer dabei innerlich auftaucht, ins Bewusstsein rückt, soll uns nicht beschäftigen, aber auch nicht als „Störung" verurteilt werden. Erstrebenswert ist eine Haltung der Offenheit und Akzeptanz. Die verbreitete Neigung zu bewerten soll der urteilsfreien Beobachtung weichen. Es geht hierbei nicht darum, eine Erfahrung nicht erleben zu wollen und eine andere zu bevorzugen. Vielmehr geht es um das Annehmen aller Erfahrungen. Gerade auch Angstgefühle sollen angenommen und zugelassen werden. Es soll also nicht versucht werden, das Gefühl der Angst loszuwerden.

Das Leben geschieht immer im gegenwärtigen Augenblick, im Hier und Jetzt. Achtsamkeit hilft dabei, das eigene Leben in seiner Fülle breiter wahrzunehmen. Mit solcher Offenheit und Akzeptanz gegenüber allen Erfahrungen gelingt es uns eher, auch uns selbst so anzunehmen, wie wir sind.

Achtsamkeit hilft, die gedanklichen Stressspiralen zu durchbrechen. Sie fördert eine innere Haltung, die Stress gar nicht erst entstehen lässt. Achtsam zu leben heißt, auf den Körper zu achten, möglichst in Einklang mit dem eigenen Biorhythmus zu leben. Sie kann überall im Alltag praktiziert werden, beim Duschen, beim Putzen, beim Warten auf den Bus genauso wie beim Spazierengehen. So merkt man auch, wenn man unnötig viel Energie einsetzt, z. B. dass man ungeduldig auf den Bus wartet, obwohl man viel Zeit hat, oder dass man seine Zahnbürste wie eine Axt führt. Die folgende Übung zum bewussten Atmen (nach Forsyth und Eifert, 2010, S. 133) verhilft zu einer kleinen aktiven Pause:

Übungen

Sorgen Sie dafür, dass Sie in den nächsten fünf Minuten nicht gestört werden und setzen Sie sich bequem hin.

Schließen Sie die Augen und lenken Sie Ihre Aufmerksamkeit auf den natürlichen Rhythmus Ihres Atems.

Achten Sie auf jeden Atemzug, während Sie einatmen … und ausatmen … einatmen … ausatmen. Sie brauchen nichts zu verändern; beeinflussen Sie das Atmen nicht. Lassen Sie den Atem sich selbst atmen. Spüren Sie, wie die Luft durch Mund und Nase in Brust und Bauch strömt … und atmen Sie wieder aus … und wieder ein … und aus.

Wenn Sie feststellen, dass Sie abgelenkt werden oder Ihre Gedanken wandern, nehmen Sie es sanft zur Kenntnis und richten Sie Ihre Aufmerksamkeit wieder auf den Rhythmus Ihres Atems, das Ansteigen und Abfallen von Brustkorb und Bauch.

Beobachten Sie achtsam Ihren Atem beim Atmen. Üben Sie dieses freundliche Beobachten so lange Sie wollen.

Anschließend erweitern Sie allmählich Ihre Aufmerksamkeit und öffnen wieder die Augen.

Wie anders sieht dagegen der Alltag der meisten Menschen aus. Schon der Weg zur Arbeit wird oft mit dem Vorwegnehmen von möglichen Schwierigkeiten des Tages belastet. Auch wenn der Arbeitstag vorüber ist, wird der Weg in den Feierabend durch ein „Wiederkäuen" der Stressmomente bedrückt. Stattdessen könnte mit Achtsamkeit auf Erholung umgeschaltet werden. Dass sich Stress-Gedanken immer wieder einschleichen gehört dazu. Wir sollten ihnen nur nicht den ganzen Raum überlassen, sondern immer wieder zum Hier und Jetzt und zum Erleben des Augenblicks mit einer Haltung der Akzeptanz zurückkehren.

Wir möchten gern alles Geschehen kontrollieren. Aber bei den meisten Ereignissen spielen viele Faktoren mit, die wir nicht beeinflussen können. Machen wir uns klar, wie komplex das Leben ist. Mit Achtsamkeit gelingt es eher, sich in das Empfinden der anderen einzufühlen. Und es fällt leichter zu akzeptieren, dass vieles nicht so läuft, wie wir es gern hätten. Mit Gelassenheit können wir dann feststellen, dass das Leben meist dennoch irgendwie gelingt.

9.8 Imagination und Mentales Training

Innere Bilder sind Bestandteil jeder Psychotherapie. Die Verhaltenstherapie schaffte ihren Durchbruch mit einer imaginativen Methode: der systematischen Desensibilisierung in der Vorstellung. Speziell das Mentale Training wurde in und außerhalb der Psychotherapie immer wieder auf seine Wirksamkeit zur Verwirklichung von außergewöhnlichen Zielen sowie zum Bewältigen besonderer Herausforderungen untersucht. Wenn es in der Psychotherapie darum geht, etwas Emotionales zu erspüren oder etwas Neues auszuprobieren, hat der Patient die Wahl, dies entweder im *Rollenspiel* oder in der *Vorstellung* anzugehen. Ähnlich wie im Rollenspiel können vom Therapeuten auch in der Vorstellung Maßnahmen zur Problembewältigung präsentiert werden. Dabei werden die gleichen Veränderungsmechanismen wirksam, etwa die Habituation bei der Visualisierung einer Angstszene Gegenkonditionierung bei der Imagination von Entspannung angesichts einer Angstsituation oder ein Neulernen, wenn in einem mentalen Training eine neue Verhaltensabfolge detailliert visualisiert wird.

Es wird zwischen offenen und geschlossenen Imaginationen unterschieden. Bei den offenen Imaginationen regt der Therapeut durch Nennen eines Themas dazu an, sich ein inneres Bild zu machen; wie das genau aussieht, bleibt dem Patienten überlassen. Beispielsweise kann der Therapeut den Patienten auffordern, sich zwei leere Räume vorzustellen. Signalisiert der Patient, dass er sich ein innerliches Bild gemacht hat, fordert der Therapeut ihn auf, sich in jedem dieser Räume eine Person vorzustellen. Welche Personen das sind und wie sie miteinander in Kontakt kommen, überlässt der Therapeut dem Patienten. Er gibt zwar etwas vor, lässt dem Patienten aber entsprechend seinen inneren Impulsen viel Raum zur Ausgestaltung. Auf diese Weise erfährt der Therapeut, womit sich der Patient gerade innerlich beschäftigt. Daran müssen sich die weiteren Interventionen immer wieder ausrichten.

Bei einer geschlossenen Imagination richtet der Therapeut die Vorstellungsübung an der von ihm ermittelten Vorinformation aus. Er bestimmt genau, was der Patient sich vorstellen soll. Durch nonverbale Äußerungen erfährt der Therapeut, ob der Patient dem entworfenen Szenarium und den gewünschten Verhaltensweisen folgt. Auf diese Weise kann er einem sozial-phobischen Patienten, der an einem Abendessen bei seinem Chef teilnehmen soll, genau beschreiben, wie der Abend trotz einer gewissen Anspannung gelingen kann. Der Therapeut muss über den Ablauf des Abends und die Befürchtungen des Patienten gut Bescheid wissen. Dann kann er dem Patienten neben der Situation und den auftretenden Emotionen und Kognitionen detailliert das jeweils problemlösende Verhalten schildern.

Fallbeispiel

Mein Patient mit Prüfungsangst wurde kurz in die Vorstellung des Prüfungstages eingeführt. So entstand in ihm ein lebendiges inneres Geschehen. Dann erst wurde er mehrmals innerhalb der folgenden 30 Minuten mit den für ihn relevanten Prüfungsanforderungen und Ängsten konfrontiert: Aufregung am Prüfungstag, Aufsuchen des Prüfungsraums, Warten vor Beginn der Prüfung, Unsicherheit bei der Bearbeitung der Prüfungsaufgaben, Versagensphantasien usw. Zur Bewältigung der Angst trugen verschiedene Maßnahmen bei, die der Angstkonfrontation jeweils passend zugeordnet waren: schrittweises Vorgehen, beruhigende und bestätigende Selbstgespräche, Entspannungs- und Atemübungen, Konzentration auf das Hier und Jetzt, kognitive Umstrukturierung negativer Gedanken, klare Struktur des Vorgehens sowie Ablenkung durch positive Imaginationen:

„... Wenn Sie jetzt die Themen erhalten, dann lesen Sie die Themen in aller Ruhe durch; das ist Ihre nächste Aufgabe, die Themen vollständig durchzulesen. Wann immer Aufregung unkontrolliert durchbrechen will, dann stoppen Sie, konzentrieren Sie sich erst einmal auf Ihre Muskeln, dass Sie diese locker lassen, und akzeptieren Sie die Aufregung, die noch besteht, sagen Sie sich selbst, welchen Stellenwert die Prüfung hat, dass sie nie zur Katastrophe werden kann; dann sagen Sie sich: Ich hab den Mut, diese Aufgaben anzupacken, und ich konzentriere mich jetzt nur auf das Durchlesen, das vollständige Durchlesen. Und dann fangen Sie sofort an durchzulesen ..." (Auszug aus Christmann, 1996, S. 38).

Zum Abschluss suggerierte ich dem Patienten eine angemessene Zufriedenheit nach Abgabe seiner Prüfungsarbeit und die Erwartung einer erfolgreichen Prüfung.

Anders als beim Tagträumen werden nicht nur Wunschszenen visualisiert, sondern die zu erwartenden Angstreize und Befürchtungen werden nach und nach präsentiert und deren Bewältigung auf der Vorstellungsebene erlebt. Es wird nicht geträumt, sondern die befürchteten Schwierigkeiten werden so lange innerlich abgearbeitet, bis sich eine neue Gewohnheit des eigenen Handelns etabliert hat. Diese wird dann auch in der Realität das Handeln prägen.

In einem Experiment zur Prüfungsangst profitierten die Kandidaten davon, sich ihren Emotionen zu stellen. Schrieben sie ihre Befürchtungen vor der Prüfung auf, senkte das ihre Angst während der Prüfung. Diese Methode war weit erfolgreicher für die Prüflinge als eine bloße Ablenkung. Es förderte die Habituation und ermöglichte eine Klärung der Gedanken. Danach konnten sich die ängstlichen Probanden besser auf die Prüfungsaufgaben konzentrieren.

In der Praxis verwendet ein Therapeut auch Mischformen bewährter Interventionen, denn die Patienten sprechen unterschiedlich auf die Angebote an. Ein schrittweises Vorgehen ermöglicht ggf. schon eine ausreichende Desensibilisierung. Ein Patient mit Hundephobie und dem Wunschtraum, einmal einen Porsche zu besitzen, könnte sich z. B. folgende Erfüllung seines Traums vorstellen:

Fallbeispiel

Du schaust aus dem Fenster und vor dem Haus steht dein Porsche / Du rennst los, schaust dir dieses tolle Gefährt zunächst von allen Seiten genau an. Dann setzt du dich ans Lenkrad und fühlst dich grandios / Du startest das Auto und lauschst begeistert dem Röhren des Motors / Da fällt dein Blick auf den Nachbarn, der mit seinem Dackel an der Leine den Gehweg entlang läuft. Du konzentrierst dich auf dein Empfinden in diesem tollen Auto, während du dem Nachbarn mit seinem Hund nachschaust / Nun freust du dich aufs Fahren. Du bist überwältigt vom dynamischen Anzug, musst aber gleich wieder anhalten, weil ein Golden Retriever die Fahrbahn kreuzt … usw.

In dieser Geschichte absolviert der Patient in der Vorstellung eine Fahrt, die ihn immer wieder mit den angstauslösenden Reizen konfrontiert. Er bewältigt die Angst, weil er andere Empfindungen wie Freude, Stolz und Entspannung als Ablenkung und zur Gegenkonditionierung einsetzt. Wird der Angstreiz in mehreren Durchgängen von der Gefahr getrennt und stattdessen mit angenehmen Empfindungen assoziiert, kann die gelernte Angstreaktion gelöscht und ein Repertoire angemessenen Verhaltens aufgebaut werden. Nach den Vorstellungsübungen muss unbedingt der Transfer in die Realität geplant werden.

Der eingangs kurz erwähnte Junge mit dem Fahrradunfall wurde auf ähnliche Weise behandelt. Das fast zehn Jahre alte Kind war vorschriftsmäßig mit seinem Fahrrad auf einer Straße ohne Gehweg gefahren. Eine entgegenkommende PKW-Fahrerin hatte ihn übersehen. Der Junge war mit seinem Fahrrad auf die Windschutzscheibe geprallt und wurde von dort durch die Luft geschleudert. Die schweren körperlichen Verletzungen heilten zwar erfreulich gut, aber das Verhalten des Jungen in der Klinik erwies sich als gestört. Er konnte nachts nicht schlafen, zeigte sich hyperaktiv, zappelig, aggressiv, war kaum in der Lage, sich zu konzentrieren und wurde aufgrund seines störenden Verhaltens auf der Station mehr und mehr abgelehnt. Die übergroße Angst des Kindes nach dem Unfall konnte mit unseren Gesprächs- und Spielangeboten zunächst nicht wesentlich beruhigt werden. Als ich von seinem Interesse an der Raumfahrt erfuhr, zeigte ich ihm einfache Entspannungsübungen und entwarf die Geschichte für eine Vorstellungsübung. In der Entspannungsübung lernte er den Unterschied von An- und Entspannung zu beachten und dadurch seine

Daueranspannung immer weiter zu lockern. Er wurde angeleitet, einzelne Muskelgruppen wie Hände und Unterarme zunächst kurz anzuspannen, die Spannung zu spüren, daraufhin aber die Muskeln zu lösen und das Entspannungsgefühl tiefer werden zu lassen. Diese Erfahrung wurde schließlich zum Einstieg in die folgende Vorstellungsübung verwendet:

Übungen

Du ziehst deine Astronauten-Kleidung über – jetzt bist du von der Außenwelt völlig abgeschirmt. Du nimmst Platz in der Raketenkapsel, schnallst dich auf dem Sitz fest. Der Countdown beginnt, du spürst, wie dein Körper ruhig im Sitz ruht. Jetzt zündet die Rakete, du fühlst das Abheben der Rakete, die Beschleunigung drückt dich nun fest in den Sitz, auch der Kopf wird fest gegen die Stütze gepresst, der Körper fühlt sich schwer an, mit zunehmender Beschleunigung schwerer und immer schwerer. Po und Oberkörper werden fest in den Sitz gedrückt. Da zündet die zweite Stufe, und die Rakete schwenkt in die Umlaufbahn. Jetzt lässt die Beschleunigung nach, der Druck auf den Körper schwindet. Dein Körper fühlt sich leicht an, immer leichter. Gleich bist du im Bereich der Schwerelosigkeit und öffnest den Sicherheitsgurt. Eine angenehme Leichtigkeit durchströmt den ganzen Körper. Mit diesem angenehmen Körpergefühl gelingt es dir, dich auch mental völlig von den Problemen und Sorgen der Erde zu lösen. Schwerelos und mit dir und der Welt zufrieden, angenehm locker und gelöst … Du genießt die Ruhe im Weltall … Allmählich heißt es, sich für die Landung auf dem Mond bereit zu machen. Du machst den Sicherheitsgurt wieder fest und betätigst das automatische Navigations- und Landesystem. Du spürst die Kraft der Bremsraketen im Körper. Eine leichte Spannung entsteht in dir, wenn du daran denkst, was dir gleich begegnen wird. Was wirst du auf dem Mond erleben? Du besinnst dich deiner inneren Stärke, deiner Zuversicht und findest zu deiner Ruhe zurück. Die Rakete setzt auf. Du spürst noch einmal, wie du dasitzt – einfach nur sitzen und sein …

Dann löst du den Gurt, stehst auf und öffnest die Luke der Raumfahrtkapsel. Langsam, Schritt für Schritt trittst du die kleine Treppe von der Luke nach unten auf den Mondboden. Ein ganz besonderes Gefühl, gemächlich, wie schwebend, betrittst du den festen Boden auf dem Mond. Und du schaust dich um, was siehst du? Mach dich kundig und sei neugierig, was dir begegnet … Jede Bewegung langsam, wie in Zeitlupe, aber zielgenau und mit klarer Absicht …

Bis hierhin war es eine geschlossene Imagination. Sie geht nun in eine offene über. Nach kurzer Zeit auf dem Mond kommt dem Jungen ein „Monsterfahrzeug“ entgegen. Er wird mittels positiver Suggestionen animiert, diesem standzuhalten. Mit der großen Entfernung von der Erde und einhergehender emotionaler Distanz zur Wirklichkeit gelingt es ihm schließlich mittels imaginärer Super-Kräfte, diese Bedrohung zu überwinden …

Nach wenigen Durchgängen dieser Auseinandersetzung auf dem Mond zeigten sich deutliche Veränderungen. Der Junge konnte wieder schlafen und wurde zusehends umgänglicher. Die Imagination hatte einen wertvollen Effekt auf die Bewältigung des Traumas und schaffte die Voraussetzung für andere therapeutische Interventionen.

Für die Wirksamkeit imaginativer Interventionen ist die Lebendigkeit des Vorstellungsgeschehens eine wesentliche Voraussetzung. Als Therapeut leitet man den Patienten an, sich so im vorgestellten Bild zu sehen, als ob das imaginierte Geschehen im Augenblick der Vorstellungsübung real wäre. Der Patient soll sich nicht von außen beobachten, sondern sich direkt im Geschehen erleben. Nur so werden die Emotionen spürbar und die zugrunde liegenden Nervenverbindungen im Gehirn aktiviert und verändert. Manchmal muss man dieser Aktivierung des Erlebens durch detaillierte Befragung zu den Empfindungen auf allen Sinneskanälen nachhelfen. Oft ist das Erlebte jedoch zu belastend, dann wählt man eine Form der Distanzierung, um Kontrolle möglich werden zu lassen. Bei der Behandlung dieses Jungen war die emotionale Distanzierung mit der Entfernung von der Erde verbunden. In anderen Fällen hilft die Bildschirmtechnik. Dabei sieht sich der Patient als Fernsehzuschauer, der eine Fernbedienung in der Hand hält. Er steuert das Geschehen im Fernsehen, das ihn in seiner angstvollen Situation zeigt. Mithilfe der Fernbedienung kann er Einfluss nehmen und die Angstszene anhalten, zurückspulen oder in der Qualität verändern, z.B. den Ton abstellen oder die Farbe reduzieren. Die Distanz soll groß genug sein, um das Geschehen noch zu ertragen, aber auch die Bedrohung zu spüren.

Mentale Übungen helfen, neue Verhaltensweisen zu verfestigen, sodass sie uns auch in schwierigen Situationen besser gelingen.

Übungen

Mentales Entspannungstraining

Stellen Sie sich selbst in Ihrem gewöhnlichen Tagesablauf vor. Sehen und spüren Sie sich in einer Szene Ihres Tages, spüren Sie die Spannung in sich … und stellen Sie sich vor, wie Sie dies mit einer Entspannungsübung lösen und sich besser, ruhiger fühlen …

Stellen Sie sich eine Szene vor, in der Sie sich bewegen und angespannt sind … und wie Sie auch hier wieder Spannung und Unruhe „wegentspannen" …

Sehen Sie sich innerlich, wie Sie schreiben und dabei angespannt sind … und wie Sie wieder die Spannung wegnehmen.

Jetzt stellen Sie sich vor, wie Sie die Tätigkeiten beenden, spüren Sie Ihre Anstrengung … dann machen Sie die Kurzentspannung, Muskeln lockern, der Atmung folgen …

Sie sehen sich in einer Szene auf etwas warten, Ungeduld beginnt in Ihnen aufzusteigen … Es ist Ihnen nun möglich, die Augen zu schließen und die Zeit mit einer Atemmeditation zu füllen und Ruhe zu erleben …

Sie spüren Druck aufgrund Ihrer Vorhaben …, sehen Sie sich, wie Sie etwas davon wegfallen lassen, sich für das andere mehr Zeit einräumen und ruhiger werden …

Stellen Sie sich vor, dass Sie Autofahren … Sie setzen sich bewusst in den Sitz, lassen den Körper locker zusammensinken, atmen tief aus, bevor Sie sich langsam anschnallen und ruhig anfahren …

Sie sehen sich wieder warten, können die Augen nicht schließen ... zählen dieses Mal Ihre ruhigen Atemzüge und finden über das Begleiten des Atems wieder etwas Erholung ...

Ihr Arbeitstag geht zu Ende, Sie fühlen sich erschöpft ... Sie schließen bewusst diesen Tag ab, Sie sagen sich, dass Sie für heute fertig sind, dass Sie genug geleistet haben, atmen tief durch und stellen alle weiteren Gedanken an die Arbeit zurück ...

Es ist Feierabend ... Sie nehmen sich etwas Zeit für sich. Sehen Sie sich, wie Sie die Entspannungshaltung einnehmen und ca. zehn Minuten eine Entspannungsübung durchführen ... Sie beenden die Übung und fühlen sich frischer und ruhiger als vorher ...

Nun sehen Sie sich, wie Sie Ihren Tag ausklingen lassen ... Sie haben heute viel Gutes für sich selbst getan ... Sie dürfen jetzt mit sich und der Welt zufrieden sein ... Alle Sorgen, alle Probleme verstauen Sie bis zum nächsten Tag in eine feste Kiste und schließen diese ab ... Sie spüren Ruhe und Gelassenheit.

9.8.1 Innere Bilder

Mithilfe von inneren Bildern lassen sich Lösungen manchmal sehr einprägsam auf den Punkt bringen. In einer Prüfungssituation geht es darum, Grübeln zu unterlassen und die Konzentration für die Aufgabe zu fördern. Diese innere Haltung kann z. B. mit der Vorstellung einer Katze vermittelt werden. Sie liegt ganz ruhig, aber sehr aufmerksam auf der Lauer, um eine Maus zu erhaschen. Solche Bilder müssen passen und können dann eine angestrebte Veränderung sehr wirksam unterstützen, wie die beiden folgenden Fallbeispiele zeigen.

Fallbeispiel

Vielen sportlich interessierten Lesern ist der frühere deutsche Zehnkämpfer Jürgen Hingsen sicherlich noch ein Begriff. Er hat sich zur Wettkampfoptimierung u. a. innerer Bilder bedient: Im Hinblick auf die Leichtathletik-Europameisterschaft 1986 im Stuttgarter Neckarstadion arbeitete er mit einem Psychologen zusammen. Er konnte nämlich sein Leistungsvermögen in der Wettkampfsituation oft nicht in gleichem Maße abrufen wie im Training. Hingsen lernte, sich mithilfe der Vorstellung eines erholsamen Bades zwischen den einzelnen Wettkämpfen zu entspannen. Zur Vorbereitung auf den Weitsprung und den Hochsprung wählten Hingsen und sein Coach die Imagination eines Gepards. Mithilfe dieses Bildes sollte Hingsen nach der Pause schnell wieder optimal leistungsbereit werden, ohne zu verkrampfen. Tatsächlich schnitt er in beiden Wettbewerben, für die er wegen einer Verletzung wenig hatte trainieren können, sehr gut ab. Es gelang ihm, die Dynamik, Entschlossenheit und Geschmeidigkeit eines Gepards im eigenen Sprung zu realisieren. Dieser Erfolg wurde durch monatelanges Üben der Vorstellung vorbereitet. Leider finden sich nicht immer geeignete Bilder zur Unterstützung der psychologischen Interventionen. So hat Hingsen beim Stabhochsprung versagt; ein passendes Bild stand nicht zur Verfügung, es gibt kein Tier, das mithilfe eines Stabes springt.

Wie hilfreich ein passendes inneres Bild sein kann, habe ich in der eigenen Familie erfahren. Mit sieben Jahren missglückte unserem zweiten Sohn ein Kopfsprung ins Wasser, als er sich wieder einmal am zwei Jahre älteren Bruder orientierte. Er schlug schmerzhaft mit dem Bauch auf dem Wasser auf. Diese Erfahrung veränderte sein

Sprungverhalten. Seit diesem Zeitpunkt zog er beim Absprung die Beine an und schützte seinen Bauch. Der Kopfsprung mit angezogenen Beinen sah etwas seltsam aus. Aber so war ihm das Sprungerlebnis im Rahmen seiner Freunde weiterhin möglich. Zwei Jahre später hatte sich daran noch immer nichts geändert. Zwar spürte er keine bewusste Angst, die ihm den Sprung ins Wasser verleidete. Aber unterhalb der Bewusstseinsschwelle lief als Schutzreaktion eine motorische Vermeidung ab. Meine Hilfestellung, um den Sprung zu korrigieren, blieb zunächst wirkungslos. Dann probierte ich es mit einer Imaginationsübung. Wir saßen dabei am Rand eines städtischen Schwimmbeckens und schauten auf den Sprungblock. Ich erinnerte meinen Sohn an einen Sommeraufenthalt am Meer, als ich selbst Bogenschießen übte. Mein Sohn war dafür noch zu klein, aber er durfte zuschauen und auch den großen Bogen in der Hand halten. Er war sehr stolz, dabei sein zu dürfen. Als ich diese Erinnerung mit den entsprechenden Empfindungen in ihm wieder wachgerufen hatte, lenkte ich seine Aufmerksamkeit auf Pfeil und Bogen. Die extreme Spannung des Bogens sorgt dafür, dass der Pfeil explosionsartig fortkatapultiert wird. Mein Sohn hat sich dieses Bild am Beckenrand mehrmals vorgestellt und dann innerlich auf den Sprung vom Startblock ins Wasser übertragen. So vorbereitet ging er an den Startblock und sprang „wie ein Pfeil" ins Wasser – ohne Angst, ohne „Schutzvorkehrungen" und ohne Überlegungen, etwas anders machen zu müssen. Die Lebendigkeit des Bildes hatte die motorische Vermeidungsreaktion außer Kraft gesetzt. Die folgenden guten Erfahrungen halfen, das kindliche Missgeschick dauerhaft zu überwinden. Das passende Bild war notwendig gewesen, die gänzlich unbewusste Angst zu überwinden.

9.8.2 Innere Helfer

Jeder Mensch ist als Kleinkind auf Hilfe angewiesen. In einem solchen Alter Hilfe zu bekommen, ist für uns alle sehr befriedigend. Leider haben manche Menschen die Erfahrung machen müssen, dass sie einer belastenden Situation hilflos ausgeliefert waren. Prägt sich diese Erfahrung ein, kann man sich auch in unproblematischen Situationen hilflos fühlen. Zwar wird jeder mit den Jahren größer, stärker und erfahrener, sodass die ursprüngliche Situation mittlerweile unbeschadet zu überstehen wäre; doch die unumstößliche Gewissheit der eigenen Hilflosigkeit in früherer Zeit nährt die Sorge vor zukünftigem Versagen. Dieses Phänomen wird auch als erlernte Hilflosigkeit bezeichnet. Lässt der Therapeut den Patienten die einstmals bedrohliche Situation in der Vorstellung nacherleben, kann, anders als im ursprünglichen Erlebnis, nun ein Helfer eingeführt werden. Ein innerer Helfer kann eine andere Person sein, aber auch der inzwischen gereifte Patient selbst. Er taucht dann zweimal im Bild auf, einmal als hilfsbedürftiges Kind und ein zweites Mal als erfahrene Person, die Hilfe gewähren kann.

Der imaginäre Helfer unterstützt den Patienten dabei, die Erfahrung der Hilflosigkeit abzubauen. Die unglückliche Episode der Lebensgeschichte kann auf diese Weise neu gestaltet werden. Heute wissen wir, dass unser Gedächtnis seine Inhalte nicht passiv abspeichert, sondern dass Erinnerung immer wieder rekonstruiert wird. Zwar bleibt die Erinnerung an die belastende Situation, aber die Hilflosigkeit wird relativiert. Eine entdramatisierende Hilfe kann manchmal allein durch das Anteilnehmen erfolgen, etwa indem die gereifte

Person die Hand des Kindes hält oder es tröstend auf den Schoß nimmt. In solchen Vorstellungen wird die Geschichte der Hilflosigkeit in eine neue Geschichte umgeschrieben, in der sich der Patient als Regisseur erlebt. Aus dem Opfer wird der Handelnde, der die Hilflosigkeit überwindet.

9.8.3 Therapeutische Geschichten

Therapeutische Geschichten ermöglichen auf angenehme Weise die Wiederherstellung des Selbstvertrauens und fördern eine zuversichtliche Grundhaltung. In solchen Geschichten erfährt der Patient verschiedene Lösungsangebote, die auf ihn zutreffen könnten. Als bloßer Zuhörer wird er nicht so direkt angesprochen wie bei einer therapeutischen Vorstellungsübung. Er entscheidet frei darüber, das Gehörte auf sich zu beziehen oder zu ignorieren. Im Hinblick auf die Selbstständigkeit des Patienten sollten dessen Freiheitsgrade im Laufe der Behandlung erhöht und die Einflussnahme des Therapeuten reduziert werden. Die Verantwortung für die Veränderung soll allmählich allein dem Patienten übergeben werden.

Zum Ende der Therapie habe ich meinen Patienten gern eine Geschichte erzählt und auf Tonträger mitgegeben. Sie griff wichtige Themen und Anregungen der Behandlung noch einmal auf und brachte diese in Erinnerung. Es handelte sich um eine Rahmengeschichte, die viele Variationen zuließ und so für jeden Patienten zu einer persönlichen Geschichte wurde. Sie konnte auch lange nach der Therapie zur Stabilisierung immer wieder angehört werden:

Übungen

Stellen Sie sich vor, es ist heute ein schöner, warmer Sommertag und Sie haben frei. Sie sind wieder einmal ins Mineralbad gefahren. In vielen Gegenden gibt es mehrere Mineralbäder. Welches bevorzugen Sie? Es ist wichtig, dass Sie in ein Mineralbad gehen, denn dieses Wasser hat etwas Geheimnisvolles. Es ist mehr als nur Wasser. Man spürt, dass es intensiv auf den Körper einwirkt. Begeben Sie sich ins Wasser und spüren Sie es. Erleben Sie, wie das Wasser auf der Haut kribbelt. Bald schon überkommt Sie eine Müdigkeit. Sie sollen deshalb nicht zu lange im Wasser verweilen. So verlassen Sie nun das Becken und wählen sich eine der zahlreichen Liegen aus, die in der Nähe aufgestellt sind. Mit dem Hinlegen übermannt Sie ein Schweregefühl und Sie schlafen ein. Der Körper ist tief entspannt, Sie erleben eine intensive Ruhe. Alles andere ist weit weg. Ein schöner Tag, ein herrliches Wohlbehagen …

Wie Sie so vor sich hindösen, fangen Sie an zu träumen. Sie sehen … – *das erste in der Therapie bearbeitete Problemlösungsangebot wird nun im „Traum" aufgezeigt.*

Aus der Ferne hören Sie, dass zur Wassergymnastik aufgerufen wird. Sie werden wieder etwas wacher, überlegen kurz, ob Sie daran teilnehmen wollen, da fällt Ihnen ein, dass … – *hier wird das zweite Lösungsangebot aus der Therapie in Erinnerung gebracht.*

Sie kehren mit Ihrer Aufmerksamkeit wieder zurück ins Hier und Jetzt und spüren wieder das Wohlbefinden an diesem schönen Tag … Da werden Sie durch ein Gespräch abgelenkt. Neben Ihnen haben sich zwei Personen niedergelassen, die sich über ein Problem austauschen. Ihr Interesse wird geweckt, als die eine Person vorschlägt … – *ein drittes Lösungsangebot wird hier vorgestellt.*

usw.

Sie fühlen sich nun wieder gut erholt und möchten noch einmal die besondere Wirkung des Mineralwassers spüren. Sie ziehen Ihren Bademantel aus und lassen sich ins Wasser gleiten. Es ist so erfrischend. Durch und durch anregend. Sie bleiben nicht lange im Wasser, denn Sie möchten dieses Gefühl der Frische und Lebendigkeit mit in Ihren Alltag nehmen. Sie beschließen, diesen schönen Tag hier zu beenden und das Gefühl des Wohlbefindens mitzunehmen …

Innerhalb der Rahmengeschichte können mehrere und unterschiedliche Therapiebausteine mit weiteren Anekdoten in Erinnerung gerufen werden, z. B. indem der Blick zufällig auf eine liegen gebliebene Zeitung und deren Überschrift fällt oder man ganz leise neben sich ein Radio hört, dessen Sprecher ein bedeutsames Thema anspricht. Innerhalb dieser Rahmengeschichte kann durchaus auch eine eigenständige therapeutische Geschichte wie die recht bekannte Löwengeschichte (Trenkle 1994) erzählt werden. Die ursprünglich aus dem Persischen stammende Löwengeschichte erinnert den Hörer an seine inneren Ressourcen und wie damit Hilflosigkeit überwunden werden kann:

Übungen

Ein alter Löwe tritt durstig an einen Tümpel heran und erschrickt beim Anblick seines Spiegelbildes. Knurren hilft nicht, denn auch der andere Löwe reißt das Maul weit auf. Da zieht sich der alte Löwe erst einmal zurück, legt sich nieder und wartet ab. Er döst vor sich hin und erinnert sich nun, wie er als junger Löwe Schmetterlinge gejagt hat. Die Erinnerung an dieses heitere Spiel verändert seine Stimmung. Er tapst los, fast wie der junge Löwe auf Schmetterlingsjagd, tritt ins Wasser, das Löwenspiegelbild löst sich auf und er kann seinen Durst stillen.

Für Kinder und Jugendliche mit Ängsten habe ich eine solche Rahmengeschichte in Anlehnung an die bekannten James-Bond-Filme entworfen (Christmann, 1996). FC 008 anstelle von James Bond muss bei einer Kinder-Gang ermitteln und benötigt einen Helfer, um an gefährliche Hintermänner heranzukommen. Diesen Helfer sucht er sich bei uns im Therapiezentrum. Der Helfer wird mit Geschlecht, Alter und Vorlieben in Anlehnung an den jeweiligen Patienten beschrieben, dem diese Geschichte gewidmet ist. Er wird im Verlauf der Abenteuergeschichte nach und nach von 008 instruiert, wie man die im Agentenleben auftretenden Probleme effektiv angeht und auftretende Ängste bewältigt. Auch James Bond hatte einst klein angefangen! FC 008 versucht, sich in die Gangster hineinzuversetzen: Also muss er logisch vorgehen und genau planen. Er weiß auch, dass er es mit brutalen Tätern zu tun hat, also muss er körperlich stark und innerlich fest sein. Beides lässt sich trainieren …" (Ebd., S. 128). Eine spannende Geschichte mit psycho-edukativen Elementen zu systematischer Problemlösung und Angstbewältigung entwickelt sich:

Übungen

„Gero (ein ähnlicher Name wie der des Patienten) schaut sich das Zielobjekt seiner Beobachtungen zunächst einmal etwas genauer an. Kinder und Jugendliche gehen ein und aus. Er fasst sich ein Herz und geht selbst hinein. Als erstes betritt er einen großen Raum mit vielen Tischen und Stühlen, einzelnen Kicker- und Billard-Tischen und einer kleinen Theke. In zwei Gruppen sitzen Kinder und Jugendliche zusammen. Die einen spielen Karten, die anderen unterhalten sich. Zu ihnen will er sich dazugesellen. Deshalb greift er sich einen freien Stuhl und nimmt bei ihnen Platz. Sein Herz klopft so heftig, dass er kurz denkt, die anderen könnten es merken, aber da erinnert er sich an die Berührung seiner Schulter durch 008 und empfindet wieder dieses Gefühl des Selbstvertrauens. Er weiß, dass es ganz normal ist, dass er hier und jetzt aufgeregt ist, allein in dieser fremden Umgebung. Indem er daran denkt, dass der legendäre FC 008 ihm sein Vertrauen geschenkt hat, fasst er wieder Mut und wird lockerer.

Einer aus der Gruppe, manche haben ihn mit ‚Spitze' angesprochen, wendet sich an ihn und fragt, wo er herkomme. Gero antwortet kurz, dass er auf der Durchreise sei und sehen wolle, ob hier etwas los sei. Spitze nimmt daraufhin drei andere aus dieser Gruppe mit an einen etwas entfernten Tisch. Gero beobachtet sie. Spitze ist vielleicht zwei Jahre älter als er selbst. Da er den Eindruck hat, dass Spitze eine wichtige Kontaktperson ist, will er versuchen, sich an ihn heranzumachen. Obwohl er noch ganz fremd ist, drängt er sich dieser Gruppe auf, jetzt innerlich irgendwie aufgewühlt, aufgeregt und angetrieben, ohne dass er genau wüsste, was er vorhat. Spitze will ihn aber nicht um sich haben und fährt ihn an: ‚Verpiss dich!' ‚Dieser Spitze ist ganz schön eingebildet', denkt Gero und ignoriert dessen Aufforderung. Plötzlich steht Spitze auf, schubst und boxt ihn: ‚Wir können dich hier nicht gebrauchen, hau ab!' Gero geht es jetzt wie so oft daheim, wenn sein älterer Bruder meint, über ihn bestimmen zu müssen. Er fängt innerlich an zu kochen, brüllt Spitze an und macht ihm eine Drohgebärde. Gero kann es ums Verrecken nicht ausstehen, wenn er wie ein kleiner Depp behandelt wird. Aber kaum hat er sich so erregt, da merkt er, dass er einen Fehler gemacht hat." … (Ebd., S. 132 f.)

Patient und Therapeut können die Abenteuer gemeinsam planen. Die verschiedensten Orte im In- und Ausland können vom Patienten zusammen mit James Bond oder getrennt von ihm aufgesucht werden. Fremde Schulen können ebenso besucht werden wie vertraute Orte. Es kann vermittelt werden, wie man am besten lernt oder wie man angesichts einer besonderen Herausforderung Ruhe bewahrt, wie man Kontakte knüpft genauso wie die Abgrenzung von Leuten, die einem nicht gut tun … Der Therapeut wird genügend Ansatzpunkte finden, spezifische psychologische Hilfen im Sinne eines mentalen Trainings für den Patienten einzubauen. Der Rahmen dieser Geschichte eignet sich zur Fortsetzung über mehrere Therapiestunden wie auch für unterschiedliche Zeitpunkte im Therapieverlauf, also z. B. auch gegen Ende der Therapie zur Festigung bzw. zum Transfer erworbener Therapieinhalte – und nicht zuletzt können bekannte Geschichten mit ihren nützlichen Themen eingebaut werden.

Eine wunderbare Geschichte zum Thema Selbstvertrauen erzählt Janosch (1996) mit Hannes Strohkopp und dem unsichtbaren Indianer. Mit Indianerzauber und etwas Magie entwickelt sich der unsichere und ausgegrenzte Hannes zum selbstbewussten und kompetenten Jungen, der den großen und starken Freund an seiner Seite bald nicht mehr nötig hat.

Eine therapeutische Geschichte dient nicht der Unterhaltung. Soll sie bisheriges Denken und inneres Sprechen ersetzten, wird man sie als Betroffener wiederholt anhören oder nachlesen müssen, auch in Variationen. Beim Geschichtenerzählen wird mit Modellen gearbeitet, um so das Lernen am Modell zu ermöglichen. Die sozialen Bedingungen und die Problematik der Geschichte sollen der realen Situation des betreffenden Patienten ähnlich sein, damit die Identifikation leichter fällt. Therapeutische Geschichten befähigen einen Patienten, einem Problem nicht auszuweichen, sondern darüber nachzudenken. Außerdem erfährt der Patient so, dass er nicht allein ist mit seinem Problem und dass es Hilfsmöglichkeiten gibt. Für Eltern und Erzieher ist es manchmal notwendig, ein Problem nicht direkt anzusprechen, sondern indirekt über eine Geschichte die Auseinandersetzung mit einem Problem herbeizuführen. Das Entwickeln einer eigenen Geschichte ist kein „Hexenwerk“, die Anleitung in Anlehnung an Brett (2007) hilft beim Aufbau:

1. Denken und fühlen Sie sich in das Problem und die Situation Ihres Zuhörers ein. Denken Sie über die Botschaft, das Problemlösungsangebot der Geschichte nach. Es kann sich dabei um das Lernen praktischer oder sozialer Fähigkeiten, das Empfangen von Trost bei Freunden und in der Familie oder um allgemeine Erfahrungen handeln, z. B. dass sich Gefühle mit der Zeit abschwächen usw.
2. Die Geschichte schildert einen Helden oder eine Heldin der/die die Ängste und Probleme Ihres Zuhörers widerspiegelt. Ihr Zuhörer soll sich damit identifizieren können.
3. Geben Sie dem Helden/der Heldin einige der Stärken und Talente, die Ihr Zuhörer besitzt. So erinnern Sie daran, dass auch er/sie Stärken und Talente aufweisen kann.
4. Schildern Sie den Konflikt im Leben Ihres Zuhörers und entwickeln Sie dann eine Möglichkeit zu dessen Lösung. Machen Sie es einfach. Beschränken Sie Ihr Vokabular auf das Niveau Ihres Zuhörers und die Länge der Geschichte auf die Zeitspanne, in der Ihr Zuhörer aufmerksam sein kann.
5. Bleiben Sie während des Erzählens gegenüber den Reaktionen Ihres Zuhörers offen. Sein Verhalten gibt Ihnen Hinweise, wo die Geschichte ins Schwarze trifft. Wenn Ihr Zuhörer Kommentare abgibt oder Fragen stellt zur Geschichte, nehmen Sie diese auf. Wenn es Ihnen schwerfällt, Fragen zu

beantworten, können Sie diese an ihn zurückgeben z. B. mit den Worten: „Was denkst du/denken Sie denn?" Wenn der Zuhörer sagt: „Ich weiß es nicht", können Sie miteinander Vermutungen anstellen. Scheuen Sie sich nicht, auch Fragen einzustreuen, z. B. „Und was, denkst du/denken Sie, hat xy (Held) bedrückt?" usw.

6. Wenn Ihr Zuhörer eine Lösung ausprobiert, die Sie zuvor in einer Geschichte vorgeschlagen haben, und sie funktioniert nicht, geraten Sie nicht in Panik. Finden Sie heraus, was er getan hat und was schiefgegangen ist. Dann erzählen Sie eine weitere Geschichte über ein kleines Mädchen/jungen Mann usw., das/der genauso wie Ihr Zuhörer vorgegangen ist und zu seinem Kummer feststellte, dass es nicht funktionierte. Aber er gab nicht auf und fand eine andere Lösung. Oder Sie lenken das Augenmerk auf die Tatsache, dass er und seine Familie sehr stolz darauf waren, dass er es trotz Fehlschlag überhaupt versucht hatte usw.
7. Eine Geschichte muss nicht perfekt sein. Wenn Sie irgendeinen Fehler bemerken, z. B. durch den Gesichtsausdruck Ihres Zuhörers, korrigieren Sie sich einfach mit einem „Huch, ich hätte beinahe vergessen …" Lassen Sie sich ruhig durch Ihren Zuhörer korrigieren. Dies schmälert keineswegs den Nutzen der Geschichte.

9.9 Üben und Überlernen

Der oben geschilderte Prüfungspatient wiederholte die Vorstellungsübung zur Prüfungsbewältigung zwischen den Therapiesitzungen mittels Tonträger mehrfach zuhause. Durch die Vertrautheit des Patienten mit allen Elementen, die auch die reale Prüfung zum Inhalt hatte, erfolgte ein „Überlernen", ein Automatisieren des neuen Verhaltens durch mehrfaches Wiederholen. Überlernen ist notwendig, um überhaupt Sicherheit erleben zu können. Weitere Vorstellungsübungen mit abgewandelten Anleitungen, aber ähnlichem Vorgehen unterstützten die Angstbewältigung. Auf diese Weise konnte sich der Patient als selbstwirksam und sicher erleben und eine sich selbst erfüllende Prophezeiung des Gelingens aufbauen.

Auch eine gelungene Exposition muss wiederholt werden. Es müssen mehrfach Erfahrungen zu ähnlichen Situationen bei unterschiedlichen Bedingungen und Befindlichkeiten gesammelt werden.

Es darf in der Psychotherapie nicht um den Unterhaltungswert einer Sitzung gehen. Eine Übung muss so oft wiederholt und korrigiert werden, bis sie dem Patienten gut gelingt und leicht fällt. Wer als Therapeut immer wieder Neues anbietet, unterschätzt die Hartnäckigkeit des etablierten Verhaltens und die Beständigkeit der ihr zugrunde liegenden neuronalen Verbindungen im Gehirn. Strukturen werden in der Regel nicht durch einmaliges Lernen verändert. Neue Verbindungen im Gehirn aufzubauen und zu festigen, benötigt viele Übungsdurchgänge. Das mag zwar gelegentlich langweilig sein, aber es sichert den Erfolg.

10 Die eigene Angst bewältigen

Mit den geschilderten Erkenntnissen und Fallskizzen habe ich hoffentlich ein besseres Verständnis für Ängste und deren Bewältigung entwickeln können. Auf diese Weise sollte es Ihnen, lieber Leser, möglich sein, förderlich mit Ängstlichkeit und absurden Ängsten umzugehen. Neben den geschilderten Interventionen geben die folgenden Übungsanleitungen wertvolle Tipps für die Angstbewältigung und helfen beim Selbstveränderungsversuch. Auf die Notwendigkeit eigener Entschlossenheit und ausdauernder Übung zur Überwindung ängstlichen Vermeidungsverhaltens habe ich deutlich hingewiesen. Somit kann ein Projekt zur Veränderung, dessen angestrebtes Vorhaben angemessen ist, nun hoffnungsvoll begonnen werden. Es darf mit einigem Recht ein Erfolg erwartet werden.

10.1 Zehn Strategien gegen die Angst

Die folgenden Abschnitte leiten zu konkreten Übungen an und zeigen Ihnen, was Sie als Betroffener gegen Ängste tun können oder was Sie einem Betroffenen gegen diese raten können.

10.1.1 Erleichterung verschaffen durch Gespräche, Entspannungsübungen und Klärung von Konflikten

Suchen Sie sich Gesprächspartner, mit denen Sie offen über Ihre Befindlichkeit sprechen und von denen Sie Unterstützung erwarten können. Sich die Sorgen von der Seele zu reden, tut gut. Aber Achtung, überfordern Sie Ihre Gesprächspartner nicht. Sie müssen selbst dafür sorgen, dass ein Krisengespräch auch wieder beendet wird. Missbrauchen Sie eine gute Kontaktperson nicht, indem Sie ausschließlich von sich selbst sprechen.

Es gibt viele Möglichkeiten, sich zu entspannen, aber das wichtigste ist, Pausen einzulegen, um Zeit für sich selbst zu haben. Finden Sie heraus, welche Entspannungsübungen Ihnen gut tun, z. B. Atementspannung, Muskelentspannung, Meditation oder Achtsamkeitsspaziergang. Der Entspannungseffekt wird mit regelmäßiger Praxis immer tiefgehender. Integrieren Sie diese Übungen in Ihren Alltag und planen Sie das regelmäßige Üben im Tagesablauf fest ein.

Mit der Zeit gelingt die Entspannungsreaktion schneller und viele Menschen modifizieren dann die tägliche Übung, indem sie Muskelentspannung und Autogenes Training jeweils in Kurzform mit einer Meditationsphase zu einer integrativen Entspannungsübung kombinieren.

Übungen

Integrative Entspannung

Setzen Sie sich bitte entspannt in den Sessel. Stellen Sie Ihre Füße bequem hin; lehnen Sie sich entspannt an und suchen Sie für den Kopf eine angenehme Lage. Legen Sie bitte die Hände ganz locker auf die Oberschenkel und sagen Sie sich, dass Sie sich jetzt entspannen werden.

Nehmen Sie also eine Haltung ein, die in die Richtung geht, dass Sie sich einige Minuten Zeit für sich nehmen, um sich mit sich selbst zu beschäftigen und dabei zu beobachten, was sich in Ihrem Körper und Ihrem Bewusstsein abspielt.

Machen Sie sich vertraut mit den Reizen, die Sie noch aus Ihrer Umgebung wahrnehmen, machen Sie sich vertraut mit dem Raum, machen Sie sich bewusst, welche Geräusche zu hören sind. Versuchen Sie, Ihre Umgebung als etwas Dazugehöriges zu empfinden, wovon Sie sich nicht weiter stören lassen. Machen Sie sich nun vertraut mit den Gedanken, die gerade in Ihrem Kopf sind, versuchen Sie auch hier nicht, irgendwelche Gedanken unterdrücken zu wollen. Nehmen Sie einfach als gegeben hin, woran Sie gerade denken. Sagen Sie sich, dass Gedanken eben da sind und wieder vergehen.

Machen Sie sich dann vertraut mit den Empfindungen, die Sie gerade in Ihrem Körper spüren. Versuchen Sie, sich nacheinander bewusst zu machen, was Sie in den Körperteilen spüren, an die Sie gerade denken. Seien Sie offen für alle Empfindungen, die da sind, und erforschen Sie Ihren Körper neugierig.

Schließen Sie Ihre Augen und empfinden Sie die Erleichterung, die Ihnen das Schließen der Augenlider verschafft.

Nun drücken Sie Ihre beiden Hände auf Ihre Oberschenkel auf. Drücken Sie fest auf, bis Sie wieder ganz deutlich eine Spannung in den Händen, in den Armen, in der Bauchmuskulatur und in den Oberschenkeln merken und besinnen Sie sich ganz auf diese Spannung.

Atmen Sie jetzt wieder aus und lassen Sie gleichzeitig ganz langsam die Spannung nach. Achten Sie nur noch darauf, wie die Spannung nachlässt, wie mit dem Nachlassen der Spannung die Entspannung eintritt. Die Muskeln werden weicher, die Spannung lässt nach, Hände- und Armmuskulatur werden etwas besser durchblutet, sie werden dadurch etwas wärmer. An den Handinnenflächen spüren Sie das Gewebe Ihrer Kleidung; die Handinnenflächen sind wärmer als die Außenflächen, sie sind warm, angenehm warm.

Folgen Sie dem Nachlassen der Spannung immer tiefer und tiefer in Ruhe und Entspannung. Atmen Sie ruhig und entspannt durch, atmen Sie langsam und ruhig, gleichmäßig und ruhig. Und spüren Sie, wie Ihr Körper mehr und mehr schwer wird, Arme und Beine werden schwer, immer schwerer. Die Schwere breitet sich aus auf den ganzen Körper, der Körper ruht schwer auf der Unterlage; es ist ein angenehmes Gefühl von Schwere in Ihnen.

Sie nehmen wieder wahr, wie Sie im Sessel sitzen: Die Füße stehen auf dem Boden, ruhig und sicher, die Beinmuskulatur ist entspannt, die Oberschenkel sind locker, der Po drückt sich in den Sessel, der Rücken liegt an. Dort, wo der Körper aufliegt, ist es warm, angenehm warm. Schultern und Arme sind entspannt und locker, der Kopf hat eine angenehme, ruhige Lage.

Sie bleiben ganz entspannt und ruhig und drücken nun beide Füße leicht auf den Boden auf. Sie merken wieder, dass eine leichte Spannung entsteht, besinnen Sie sich ganz auf diese Spannung.

Lassen Sie jetzt wieder langsam diese Spannung nach. Mit dem Nachlassen der Spannung gleiten Sie wieder tiefer und tiefer in Entspannung. Sie folgen der Entspannung, werden ruhiger und ruhiger, gelassen und ruhig, immer mehr ruhig und gelassen.

Sie spüren nun wieder an den Handinnenflächen das Gewebe Ihrer Kleidung; die Handinnenflächen sind warm, angenehm warm. Öffnen Sie sich mehr und mehr für das Gefühl der Wärme, spüren Sie, wie Arme und Beine warm werden. Die Wärme strahlt aus, der ganze Körper wird immer wärmer, angenehm warm, mehr und mehr angenehm warm.

Sie spüren wieder Ihren Atem, ganz langsam und ruhig, gleichmäßig und ruhig. Sie spüren, wie sich Brust und Bauch bei jedem Einatmen leicht anspannen und sich beim Ausatmen wieder vollständig entspannen. Brust und Bauch werden wieder ganz locker; Sie folgen der Entspannung, die Entspannung wird mit jedem Atemzug tiefer und tiefer. Ein und aus, Wellen der Entspannung erreichen jede einzelne Zelle des Körpers.

Sie sind jetzt ruhiger als vorher, entspannter. Sie spüren, wie der Körper schwer auf der Unterlage ruht, und wie er angenehm warm ist. Sie spüren die Entspannung ruhig und angenehm durch Ihren Körper strömen. Die Entspannung strömt von den Füßen in die Beine, nach oben durch das Becken, den Bauch, die Brust, in das Gesicht, über die Kopfdecke, den Nacken, über die Schultern, in die Arme, Hände und jeden einzelnen Finger – und wieder die Arme hoch in die Schultern, zum Nacken und vom Nacken den Rücken hinunter zum Gesäß, über die Beine hinunter in die Füße und jeden einzelnen Zeh. Alle Muskeln Ihres Körpers werden dabei angenehm warm, locker und gelöst. Es ist ein angenehmer Zustand, ein angenehmes Empfinden von Ruhe und Gelassenheit.

Genießen Sie diese Entspannung und Ruhe, genießen Sie die Gelassenheit …

Wenn Sie spüren, dass Sie aus der Versenkung wieder zurückkehren und der Körper wacher wird, dann beenden Sie langsam aber bewusst diese Übung. Strecken und räkeln Sie sich, öffnen Sie die Augen und wenden Sie sich nun aktiv Ihrem Alltag zu.

Planen Sie Ihre Entspannungsanwendungen: Wann werden Sie regelmäßig 30 Minuten Zeit für die Durchführung einer Entspannung ohne Störungen von außen einrichten?

Legen Sie die Tage und Zeiten fest:

Stressabbau sollte darüber hinaus durch Bewegung erfolgen, möglichst bei Tageslicht und in der Natur.

Holen Sie dabei die eigene Aufmerksamkeit immer wieder in den Augenblick und zum nächsten anstehenden Schritt zurück.

Übungen

Achtsamkeit beim Gehen (nach Jon Kabat-Zinn, 1997)

Bringen Sie Gewahrsein in Ihr Gehen, wo auch immer Sie sich befinden. Verlangsamen Sie es ein wenig. Zentrieren Sie sich in Ihrem Körper und im Hier und Jetzt. Seien Sie sich dessen bewusst, wie wunderbar es ist, gehen zu können, und betrachten Sie es einen Augenblick lang nicht als Selbstverständlichkeit, dass Ihr Körper so wundervoll seine Arbeit verrichtet. Vergegenwärtigen Sie sich, dass Sie aufrecht auf dem Angesicht von Mutter Erde wandeln. Gehen Sie mit Würde und Vertrauen und wie es in einem Gesang der Navajo heißt: Gehe mit Anmut, wo immer du bist.

Nichts belastet so nachhaltig wie ungelöste Konflikte. Erarbeiten Sie sich eine Haltung, die Ihnen eine andere Sicht auf den Konfliktgegenstand ermöglicht. Danach können Sie entweder den Konflikt direkt ansprechen und finden möglicherweise eine für beide Seiten akzeptable Übereinkunft, oder Sie können allein für sich selbst eine Versöhnung erreichen. Wenn es Ihnen gelingt, einen schwelenden Konflikt dauerhaft zu beruhigen, werden Sie mit dem Nachlassen oder gar Verschwinden von Ängsten und psychosomatischen Beschwerden belohnt. Vielleicht hilft die Imagination folgender Vorstellung, um mit sich und anderen ins Reine zu kommen:

Übungen

Versöhnung

Wenden Sie sich nach innen. Sie können hier mit sich allein sein.

Dann stellen Sie sich vor, Sie machen eine Bergtour: Das Ziel dieses Berges ist die Verarbeitung Ihrer Unglücklich-sein-Erfahrungen.

Bevor Sie sich auf den Weg machen, erhalten Sie viele Hinweise, wie Sie gehen sollen, was am besten ist und was gefährlich ist: Vor allem Ihre Mutter und Ihr Vater vermitteln Ihnen, wie mit solchen Erfahrungen umzugehen ist – erinnern Sie sich!

Nun gehen Sie Ihren Weg auf diesen Berg. Der Gipfel verspricht Erfüllung, das wird die Anstrengung wert sein.

Sie kommen an Stellen, wo der Weg unklar ist. Sie verlaufen sich, aber Sie finden wieder auf den richtigen Weg.

Dann geht der Weg scheinbar nicht mehr weiter, Morast und Hindernisse, Sie müssen ausweichen.

Plötzlich stellen Sie fest, dass Sie sich verlaufen haben, Sie müssen wieder ein ganzes Stück zurück, um auf den richtigen Weg zurückzufinden.

Zwischendrin erleben Sie immer wieder schöne Eindrücke.

Endlich sehen Sie den direkten Weg zum Gipfel. Es ist beruhigend, genau zu wissen, wo es für Sie lang geht.

Nun haben Sie es geschafft: Sie stehen oben, erschöpft aber zufrieden.

Sie schauen hinunter: Von hier aus sehen Sie noch einmal alle Probleme, aber nun sind alle mit einer Lösung verbunden. Sie sehen jede Situation vom Gipfel aus noch einmal und erleben alles mit dieser Übersicht und diesem Abstand ganz anders und neu für sich:

Hier oben ist Ihnen ein Gelassenheits-Gefühl zugänglich, rundum zufrieden.

Andere Wege wären möglich gewesen. Aber Ihr Weg ist das, was *Sie geschafft* haben – er hat Sie zum Gipfel geführt. Ihr Gipfelerlebnis ist untrennbar mit *Ihrem* Weg verbunden. Da sind auch Müdigkeit und Schmerzen, aber sie gehören irgendwie dazu.

Sie freuen sich auf den Heimweg – er wird Ihnen leicht fallen. Aber er muss auch gegangen werden. Sie nehmen sich den Ihnen gemäßen Weg vor. Sie haben auf Ihrem Weg Erfahrungen gesammelt, die Sie jetzt nutzen können.

Alles ist damit so viel einfacher. Auch jetzt gibt es Seitenwege, aber Sie kennen sich und wissen Ihren Weg.

Schon bald sind Sie wieder zuhause.

Und mit dem Bild Ihrer zufriedenen Heimkehr beenden wir diese Geschichte.

Sie selbst können zur Überwindung von Frustrationen oder zur Entscheidungsfindung immer wieder darauf zurückkommen.

10.1.2 Angstauslösende Situationen ändern

Mithilfe von Situationsprotokollen können Sie mögliche Auslöser für Ängste identifizieren und sie in vergleichbaren Situationen zukünftig umgehen. Ein anderes Verhalten zu zeigen, gelingt eher am Beginn einer Verhaltenskette. Die Erregung ist dann noch gering. Wenn Gespräche über den Prüfungsstoff Sie vor einer Prüfung beunruhigen, sollten Sie andere Gesprächsthemen wählen.

Achtsamkeit unterbricht unseren ständigen Gedankenstrom. Anstatt sich den möglicherweise auftretenden Schwierigkeiten in der Zukunft zuzuwenden, lenken wir unsere Aufmerksamkeit auf das Hier und Jetzt. Im gegenwärtigen Augenblick zu sein, ist das Gegenteil von Beunruhigung und kann überall zur Hilfe genommen werden. Suchen Sie nach den Ansatzpunkten für Veränderungsschritte, indem Sie eine *Verhaltensanalyse der Angstsituationen früher* (► Tab. 10-1) *und heute* (► Tab. 10-2) durchführen. Erinnern Sie sich an das erste

Tab. 10-1 Verhaltensanalyse früher

Auslöse-Situation: Erstes Auftreten der Angst	Reaktion	Konsequenzen

Tab. 10-2 Verhaltensanalyse heute

Situation: Aktuelle Angst-Situationen	Reaktion	Konsequenzen

Auftreten der Angst? Wie war damals Ihre Stimmung? Welche Gedanken und Gefühle herrschten vor? Erinnern Sie sich an Reaktionen von anderen vor und nach dem Auftreten Ihrer Angst? Wie entwickelte sich die Situation weiter, nachdem Ihre Angst erstmals deutlich geworden war? Eine Analyse der Vergangenheit gibt möglicherweise Hinweise auf eine notwendige Hilfe. Sie trägt ggf. auch dazu bei, die Angst besser zu verstehen. Für eine Veränderung ist das Verstehen zwar nicht erforderlich, aber es kann Ihnen unabhängig davon einfach gut tun.

10.1.3 Vermeidung verhindern und Habituation ermöglichen

Die Aufrechterhaltung der Angsttendenz durch Flucht oder Vermeidung sollte unterbunden werden. Es ist deshalb äußerst wichtig, das Gefühl der Angst zuzulassen und nicht zu versuchen, dieses unangenehme Gefühl zu verhindern. Als Betroffener wird man der Vermeidungstendenz meist gar nicht gewahr. Man flüchtet sich in unbewusste Ausreden wie: eine bestimmte Tätigkeit sei jetzt gerade nicht so wichtig oder der Zeitpunkt sei gerade unpassend. Durch jede Vermeidung wird jedoch das Vermeidungsverhalten durch das Nachlassen der Angst verstärkt und so die Wahrscheinlichkeit erhöht, dass auch beim nächsten Mal die Anspannung nicht über die Angstbewältigung verändert wird. Gewöhnen Sie sich an, Unangenehmes nie aufzuschieben, sondern es immer sofort zu erledigen. Danach werden Sie sich befreit fühlen und Vermeidungsverhalten kann sich nicht unbemerkt einschleichen.

Habituation stellt sich bei längerer Dauer eines Reizes ein, bei Ängsten genauso wie bei Genüssen. Mit der Zeit gewöhnt man sich an einen Reiz, und die Reaktion darauf lässt nach – sei es Freude oder auch Angst. Diesen Umstand macht sich die Konfrontationsbehandlung zu Nutzen. Erst nach entsprechender Vorbereitung geht man in die ängstigende Situation und hält sich dort so lange auf, bis ein deutlicher Rückgang der Angst erlebt wird. Allerdings steigt die Angstkurve in der Regel zunächst stark an. Manche Patienten erleben sogar Todesangst, sodass es ihnen schwer fällt, die Konfrontation durchzuhalten. Die Erfahrung des Rückgangs der Angst in der angstauslösenden Situation ist jedoch die Voraussetzung für das Löschen der gewohnten Reaktionsweise und des Neulernens einer angemesseneren. Lassen Sie sich zunächst bei der Angstexposition unterstützen. Mit der Erfahrung des Nachlassens der Angst werden Sie später auch allein zurechtkommen.

Setzen Sie sich der Angst aus und gewöhnen Sie sich an sie. Sammeln Sie Erfahrungen darin, wie Sie trotz Angst tun, was Ihnen wichtig ist. Lassen Sie sich von Ängsten nicht abhalten, Ihre Vorhaben umzusetzen. Auch erfahrene Fallschirmspringer beispielsweise hatten Angst vor dem ersten Sprung und sind auch nach vielen Sprüngen vor dem nächsten Einsatz immer noch aufgeregt.

Welche Angstsituationen werden Sie aufsuchen?

Die Löschung der Angstreaktion kann auch durch mildere Formen der Auseinandersetzung erfolgen. Manchmal ist eine reale Konfrontation gar nicht möglich, wie etwa bei einer Prüfung. Hier helfen imaginative und/oder Entspannungsmethoden, um die Gewöhnung zu erzielen und geeignetere Verhaltensweisen im Umgang mit der Angst zu erlernen. Vorstellungsübungen konfrontieren mit der Angstsituation, den Befürchtungen und den Körperempfindungen, vermitteln die Schritte zur Bewältigung und leiten zur Selbstermutigung an. Therapeutischen Geschichten erleichtern die Auseinandersetzung mit der Angst durch indirekte Konfrontation. Der Patient handelt nicht selbst, sondern kann nachempfinden, wie eine andere Person die ihm vertrauten Ängste erlebt und angeht. Etwas Ähnliches passiert, wenn der Patient sein Angsterleben schriftlich festhält: Er versetzt sich gedanklich in die Angstsituation, kontrolliert das Geschehen, kann sich aus sicherer Distanz Wege zur Bewältigung überlegen und prägt sich diese beim Niederschreiben ein. Manche Patienten profitieren am meisten davon, ihre Angstgeschichte zeichnerisch/malerisch darzustellen (Christmann und Christmann 2005). Auf Realitätstreue kommt es dabei nicht an. Folgendes Vorgehen erleichtert die zeichnerische Aktivität: Der Patient bekommt auf einem Blatt drei nebeneinander liegende Flächen/Malfelder für Vergangenheit, Gegenwart und Zukunft angeboten, in denen er die für ihn bedeutsamen Aspekte der Angst ins Bild setzt. Die Strukturvorgabe trägt dazu bei, die Aufgabe überschaubar erscheinen zu lassen und eine mögliche Blockade zu verhindern. Als Erstes wird im mittleren Feld die Angstsituation dargestellt. Danach soll der Patient im ersten Feld wiedergeben, was zuvor passiert ist, wie es für ihn mit der Angst angefangen hat bzw. wie er in die ängstigende Situation geraten ist. Schließlich bringt er im dritten Feld zeichnerisch zum Ausdruck, wie es für ihn weitergehen könnte. Diese Methode ermöglicht einen nonverbalen Emotionsausdruck und hilft solchen Patienten, sich mit der Angst auseinanderzusetzen, die ihre Gefühle nur schlecht verbalisieren können. Ein Beispiel ist das Malen einer Spritzenphobie (▸ Tab. 10-3; ▸ Abb. 10-1). Ein 12-jähriges Mädchen mit Spritzenphobie nach einer Operation zeichnet sein Angstempfinden: Zunächst wird *die Angstsituation* gezeichnet, danach *wie es dazu kam* und schließlich *wie es weitergehen könnte*:

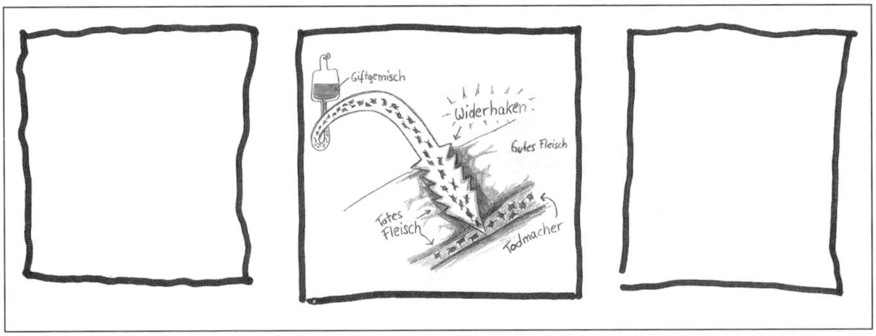

Abb. 10-1 Malen einer Spritzenphobie.

Tab. 10-3 Malen einer Spritzenphobie

1. Vorher: Wie fing es an?	2. Zeichne den Pieks-Moment	3. Nachher: Wie soll es enden?

10.1.4 Förderliche Nähe oder nötige Distanz herstellen

Manchmal muss man sich von einem Ereignis distanzieren, um die Kontrolle aufrechtzuerhalten. Mit der emotionalen Distanz schwindet die Verschmelzung, in der alles undifferenziert und nur unter dem Aspekt der Angst betrachtet wird. Eine größere Distanz schafft wieder Handlungsfähigkeit. Zur Distanzierung bietet sich die sogenannte Bildschirmtechnik an. Der Betrachter sieht sich selbst und die entsprechende Situation auf einem Bildschirm oder auf einer Bühne. Er beobachtet das Angstgeschehen aus der Entfernung als Zuschauer. Gleichzeitig ist er auf dem Bildschirm Handelnder, der die Situation bewältigt.

Besteht das Problem in zu großer Distanz, z. B. beim Ekel vor Spinnen, sind Bemühungen zur Distanzreduzierung sinnvoll. Dabei ist die Spinne wie z. B. ein eigener Hund zu behandeln. Sie bekommt einen Namen, mit dem sie angesprochen wird. In einem „Poesiealbum“ werden Informationen und Fantasien zu ihrer Herkunft und ihren Fähigkeiten gesammelt. Es werden Fotos gemacht und ins „Poesiealbum“ eingeklebt. Auch kann ein Bild von der Spinne gezeichnet werden. Mit den unangenehmen Anteilen der Spinne ist wie mit den unschönen Seiten des geliebten Vergleichsobjekts umzugehen. Dazu kann z. B. die Frage anregen, wie der etwas unangenehme Geruch des eigenen Hundes oder dessen Hinterlassenschaften beim Gassi-Gehen ertragen werden. Die mit dieser Reflexion einhergehende größere Differenzierung des Angstobjekts bewirkt in der Regel eine Desensibilisierung, die dabei hilft, besser mit dem Objekt der Angst zurechtzukommen.

Personifizierung schafft emotionale Nähe, was eine beruhigende Wirkung haben kann. Am besten geht man mit einer Spaltentechnik vor, die so viele Zugangsweisen wie möglich jeweils zum persönlich nahe stehenden Subjekt/Objekt und zum zu verändernden auflistet (Tabelle 10-4). Dazu muss man sich intensiver mit dem vermiedenen Subjekt/Objekt beschäftigen, es nimmt dadurch Gestalt an und es wird ein Gefühlstransfer angebahnt.

Tab. 10-4 Nahestehendes und vermiedenes Subjekt/Objekt.

Meine Katze (persönlich)		Spinnen (distanziert)
Name	Miezi	
Fell	flauschig, weich	
Bewegungen	fließend	
Nutzen	fängt Mäuse	
Zuwendung sanfte Berührung an Kinn und Rücken		
Vorsicht kein Druck, kein direkter Augenkontakt		
usw.		

10.1.5 Das Denken verändern durch Entkatastrophisieren und rationale Problemlösung

Meist ist Angst mit negativen Vorstellungen der Verschlimmerung oder der Katastrophe verbunden. Manchmal lösen solche Vorstellungen die Angst sogar erst aus. Katastrophisierende Gedanken müssen unterbrochen werden. Dazu ist es nötig, die Situation rational zu bewerten. Dadurch werden in der Regel auch wieder angemessene Reaktionen möglich. Schwarzmalerei dagegen führt als selbsterfüllende Prophezeiung eher das befürchtete Ergebnis herbei. Die rationale Analyse dieser meist automatisiert ablaufenden verzerrenden Kognitionen kann mithilfe von Situations- und Gedankenprotokollen eingeübt werden. Ersetzen Sie Ihre zerstörerischen Selbstgespräche durch bestätigende, beruhigende und Mut machende Selbstaussagen. Auch ein konkretes Zu-Ende-Denken hilft meist, um von katastrophisierenden Gedanken wegzukommen: Fragen Sie sich ganz konkret, was Ihrer Befürchtung nach geschehen wird, wie es weitergeht, was dann folgt usw. bis zum Ende (Tabelle 10-5). Konkret darüber nachgedacht lösen sich viele Befürchtungen auf.

Tab. 10-5 Protokoll zur Analyse und Veränderung von Kognitionen.

DATUM	SITUATION	AUTOMATISCHE(R) GEDANKE(N)	RATIONALE REAKTION
	Beschreiben Sie das aktuelle Ereignis, das zu einem unangenehmen Gefühl geführt hat.	Schreiben Sie den automatischen Gedanken nieder, der das negative Gefühl begleitet.	Verändern Sie Ihre Gedanken so, dass es Ihnen besser geht.
	Mein bester Freund hat mich auf einer Party nicht beachtet.	Er mag mich nicht.	Es gibt keinen Hinweis darauf, dass er mich nicht mag. Vielleicht hätte ich mich selbst etwas mehr darum bemühen sollen, mit ihm auf der Party in Kontakt zu kommen.

Gedanken sind immer nur Gedanken, etwas, das auftaucht, das aber nicht die Wirklichkeit ist. Erleben wir einen Gedanken als so zutreffend, als spiegle er die Wirklichkeit, dann nur, weil wir uns ganz mit ihm identifizieren – es bleibt aber dennoch nur ein Gedanke. Mit solchen Identifizierungen machen wir uns selbst das Leben schwer und sorgen für den Fortbestand psychischer Probleme. Entlarven wir solche Gedanken als bloße Gedanken, nehmen wir ihnen ihre Macht. Wenn Sie bei sich solch bestimmende Gedanken feststellen, üben Sie sich in Flexibilität: Formulieren Sie zunächst einen völlig entgegengesetzten Gedanken zu dem, der sich Ihnen gerade aufdrängt, und lassen Sie ihn auf sich wirken. Danach formulieren Sie einen neutralen Gedanken, den eine andere Person formulieren könnte, die emotional überhaupt nicht involviert ist, und lassen Sie diesen auf sich wirken. Schließlich wechseln Sie von einem Gedanken zum anderen und spüren Sie deren Bedeutsamkeit nach … Ist es nicht so, dass jeder Gedanke eben nichts anderes als ein Gedanke ist? Um mehr zu werden und an Bedeutung zu gewinnen, müssen Sie selbst ihm Macht verleihen.

10.1.6 Zu sich selbst und den eigenen Absichten stehen

Unterstützen Sie sich selbst, machen Sie sich Mut, bestätigen Sie sich in Ihren Bemühungen. Auch wenn Sie Angst spüren, sollten Sie sich davon nicht abbringen lassen, das zu tun, was Sie für richtig halten. Es ist Ihr Leben, leben Sie es, wie es Ihnen gemäß ist. Sie sind nicht auf der Welt, um die Erwartungen anderer zu erfüllen. Übernehmen Sie die Verantwortung für sich selbst. Dann macht es auch nichts, wenn andere nicht mit allem einverstanden sind, was Sie gut finden. Bestätigen Sie sich selbst für jede Bemühung standzuhalten. Seien Sie stolz auf sich selbst, wenn Sie sich etwas getraut haben.

Für das Empfinden innerer Stärke und eigener Kompetenz trotz bestehender Ängste hilft das Besinnen auf eigene Ressourcen.

Ressourcen-Analyse

Die folgende Liste zählt vielfältige Themen auf, die für das Wohlbefinden von Menschen wichtig sein können. Alle Themen sind mit Beispielen versehen, die Sie bitte um eigene Inhalte ergänzen.

Notieren Sie alles, was Sie mögen, was Ihnen gut tut oder gefällt, und vergeben Sie jeweils einen Wert zwischen 30 (= etwas angenehm) und 100 (= maximale Befriedigung):

Was „gibt" mir ...

Lebensbereiche: mein Zuhause, Garten, Stadt ...

Beziehungen: meine Familie, Mutter, Vater, Geschwister, Bekannte, Kollegen ...

Freizeit-Aktivitäten: Häufige Tätigkeiten, Hobbys, Sport, Kunst, Musik, Natur, Urlaub, Reisen, Lesen, Fernsehen ...

Tiere: Tiere daheim, im Freien, als Hobby ...

Pflichten: Beruf, Haushalt, Familie, Ehrenamt ...

Fantasien: Innere Bilder, Wünsche, Ziele, Gedankenspiele ...

Körper: Aussehen, Kraft, Geschmeidigkeit, Körpergefühl, Kleidung, Sexualität ...

Genuss: Spüren, Riechen, Sehen, Hören, Schmecken ...

Erleben: Fühlen, Achtsamkeit, Tempo, Spaß, Humor ...

Geld: Mein Lohn, Taschengeld, mein Besitz ...

Spiritualität: Mein Glaube, die Gemeinde, Überzeugungen, Werte ...

Interessen: Politik, Natur, bestimmte Themen, Soziales, Wirtschaft, Musik ...

Fähigkeiten: Ich kann gut; ich mache gern; andere schätzen, wie ich ...

Leistungen: Errungenschaften, bestandene Prüfungen, gemeisterte Probleme, überstandene Gefahren; ich habe erreicht, dass ...

Motive: Häufige Gefühle, Antriebe, Wünsche, Vorlieben, Sehnsüchte ...

Erinnerungen: Gedanken an, Wissen von, innere Bilder zu ...

Pläne: Absichten, Wünsche, konkrete Ziele, langfristige Pläne ...

Sonstiges ...

Die Wohlbefindens-Skala

Diese Skala reicht von 0 bis 100: 0 entspricht einer totalen Entspannung, tiefster jemals erlebter Ruhe, Wohlbefinden; 100 der größten, jemals erlebten Anspannung bzw. Erregung.

Denken Sie an eine beunruhigende Situation, lassen Sie diese lebendig werden und schätzen Sie Ihre Unruhe auf der Befindens-Skala ein. Wenn Ihre Anspannung zu groß ist, versuchen Sie Skalenwert für Skalenwert ruhiger zu werden. Dafür stellen Sie sich vor, immer entspannter zu werden, während Sie bei jedem Ausatmen das Wort „ruhig" oder „Ruhe" sagen. Wiederholen Sie diese mentale Beruhigung und Atem-Entspannung, bis Sie auf der Skala einen Wert erreichen, mit dem Sie sich wohlfühlen (dies braucht keineswegs die 0 zu sein).

Hoffnungsfrohe Menschen setzen sich mutigere Ziele und erreichen diese mit größerer Wahrscheinlichkeit. Sie bewältigen Krisen leichter, nehmen Schwierigkeiten als Zeichen einer positiven Herausforderung und glauben ganz allgemein mehr an sich und daran, dass die Dinge günstig für sie stehen. Eine recht unerschütterliche Überzeugung an sich selbst schafft das Fundament des eigenen Wohlbefindens.

Wie können nun auch Sie Ihr Befinden verbessern? Hierfür gibt es einige Hinweise:

- Stärken Sie Ihren Glauben an sich und Ihre eigenen Fähigkeiten. Eignen Sie sich den Grundsatz an, dass eine schwierige Situation nicht durch eigene Unzulänglichkeit, sondern durch ungünstige Bedingungen, mangelhafte Lösungswege oder andere Personen zustande gekommen ist. Erfolge hingegen sollten Sie regelmäßig Ihrem Können zugute schreiben. Feiern Sie Ihre eigenen Erfolge und belohnen Sie sich dafür.
- Misserfolge gehören viel tiefer gehängt. Stattdessen rufen Sie sich öfter einmal bewusst all Ihre Fähigkeiten, früheren „Gewinne" und erfolgreich gemeisterten Situationen ins Gedächtnis, um in Zukunft über berufliche und andere Tiefs vielleicht sogar souverän schmunzeln zu können.
- Vergleichen Sie sich nicht mit Erfolgreicheren, Überfliegern usw., sondern freuen Sie sich an Ihren Möglichkeiten.

So nähern Sie sich etwas mehr der 0 auf der Wohlbefindens-Skala.

10.1.7 Sich an Menschen orientieren, die Widrigkeiten überwunden haben

Von klein an lernen wir von denen, die wir beobachten. Es motiviert uns, wenn wir sehen, wie andere sich anstrengen, um ein Ziel zu erreichen. Suchen Sie sich eine Person, die für das steht, was Sie erreichen wollen. Immer wenn Sie an diese Person denken, werden Sie Energie auftanken für Ihr eigenes Vorhaben. Am meisten profitieren Sie von einem Modell, das den eigenen Erfolg mühsam erkämpfen musste.

Wer ist Ihr Vorbild für die Überwindung der Angst?

10.1.8 Schrittweise vorgehen und Erfahrung ermöglichen

Wenn Sie etwas Großes erreichen wollen – und Selbstveränderung ist etwas ganz Großes –, dann unterteilen Sie die notwendigen Maßnahmen in einzelne Schritte. Lassen Sie sich nicht von dem ganzen Berg entmutigen, der noch auf Sie wartet. Konzentrieren Sie sich jeweils auf die vor Ihnen liegende Aufgabe. Sehen Sie nur den nächsten Schritt, tun Sie ihn und bestätigen Sie sich dafür. Erst danach nehmen Sie weitere Schritte in Angriff.

Um Erfolg zu haben, müssen Sie sich angemessene Schritte vornehmen. Klappt dennoch etwas nicht auf Anhieb, bleiben Sie dran und analysieren Sie den Misserfolg. Welcher Zwischenschritt wäre besser gewesen, welche Übung benötigen Sie noch, damit der nächste Schritt wieder zum Erfolg führt?

Neben der Anlage bestimmt Erfahrung die Sicht auf uns selbst und die Welt. Sie prägt uns wesentlich mehr als alles Reflektieren. Sie können wählen, ob frühere Erfahrungen Ihr Selbstbild bestimmen sollen oder ob Sie von sich und der Welt ein neues Bild entwickeln wollen. Um neue Erfahrung zu ermöglichen, sollten Sie aktiv werden, Opferhaltungen und Vermeidungstendenzen überwinden und sich öffnen. Nur so kann Ihr Denken, Fühlen und Bewerten beeinflusst werden. Am Ende könnte ein auf bewusster Erfahrung aufbauendes, neues Selbstvertrauen stehen. Nutzen Sie den unten dargestellten Plan gegen die Angst!

10.1.9 Kompetenzen erlernen und Sicherheit erwerben

Manchmal ist es notwendig, eine Fähigkeit ganz neu zu lernen, damit ein Weiterkommen möglich wird. Viele Männer machen auch heute noch einen Bogen um die Haushaltsverpflichtungen und sind dann hilflos, wenn ihrer Partnerin etwas passiert oder sie verlassen werden. Mangelnde Selbstständigkeit erhöht die Angst vor dem Verlassenwerden. Der Erwerb entsprechender Fertigkeiten mag mühsam sein und viel Ausdauer erfordern. Doch es lohnt sich. Man hält beim Lernen länger durch, gerade wenn es mit Angst verbunden ist, wenn die Situation und ihre Bewältigung geistig mehrmals durchgespielt, mental trainiert werden. Das neue Verhalten im Rollenspiel immer wieder auszuprobieren, erhöht das eigene Gefühl der Sicherheit. Diese lässt dann den Schritt in die Realität leichter fallen.

Wenn Sie sich verändern, werden Sie auch Fehler machen. Das bedeutet nicht, dass Sie danach kein Recht mehr hätten, an Ihrem Ziel festzuhalten. Wo gehobelt wird, fallen Späne, und wenn gelernt wird, werden Fehler gemacht. Niemand ist perfekt. Perfekt sein zu müssen, wäre unmenschlich. Perfektionismus und Prophezeiungen des Scheiterns sollten Sie kritisch hinterfragen. Verzeihen Sie sich vielmehr, wenn etwas schief geht.

Von schlechtem Gewissen befreien

Ängstliche Personen werden oft von Erinnerungen an vergangene Fehler und Versäumnisse geplagt. Sie lähmen sich selbst durch Unsicherheit, die sich aus längst vergangenen Fehlern speist. Oft sind es nicht einmal echte Fehler, sondern es wurden nur Erwartungen anderer enttäuscht. Doch das schlechte Gewissen plagt und verhindert, dass man sein gutes Recht gegenüber anderen Menschen in Anspruch nimmt. Sich davon zu befreien ermöglicht es, in Zukunft angstfrei für sich das Recht auf Abgrenzung in Anspruch zu nehmen. Unabhängig vom bisherigen Verlauf früherer Begegnungen entwickeln Sie in dieser Vorstellungsübung ein neues Denken. So wird Ihnen zukünftig ein unbefangeneres Handeln möglich.

Übungen

Stellen Sie sich vor, Sie treffen die Person, wegen der Sie ein schlechtes Gewissen plagt. Sie haben z. B. einer Person Hilfe verweigert, um die Sie gebeten worden waren, oder sich bzgl. dieser Person geringschätzend gegenüber Dritten geäußert. Stellen Sie sich dies selbst dann vor, wenn diese Person bereits verstorben ist.

Laden Sie diese Person nun in der Vorstellung ein, mit Ihnen zusammen etwas zu essen, zu trinken, eine Zigarette zu rauchen ... Und dann malen Sie sich möglichst lebendig aus, wie Sie beide zusammen dieser Aktivität in Ruhe nachgehen. Ohne Rechtfertigungen bleiben Sie ganz bei der von Ihnen gewählten Tätigkeit und verbringen so miteinander die Zeit ...

Anschließend verabschieden Sie sich auf eine freundliche Art und erleben, wie die andere Person zufrieden verschwindet.

Lassen Sie dieses Gefühl in sich nachwirken. Eine unbelastete Begegnung, gleichgültig was früher geschehen war.

10.1.10 Hilfreiche Verhaltensweisen zur Gewohnheit werden lassen

Alte Gewohnheiten zu ändern ist nicht leicht, Ängste zu überwinden kann immer wieder anstrengend werden. Um durchzuhalten, sollten Sie sich viel selbst bestätigen. Lassen Sie auch nur Vergleiche zu, die Ihnen eine Bestätigung ermöglichen.

Alte Verhaltensmuster sind im Gehirn gut gebahnt, neue Verhaltensweisen sind dagegen noch wenig vernetzt. So kommt es, dass man in der Alltagsroutine immer wieder in die besser etablierten Verhaltensschablonen, in den alten Trott zurück fällt. Um dem zu entgehen, müssen Sie immer wieder üben. Nur über lange Zeit und mit vielfältigen Anwendungen der neuen Verhaltensweisen werden Sie sicherer und besser in der Anwendung dieser Strategien gegen die Angst. Setzen Sie sich kreative Impulse, die Sie in einem Vierteljahr, nach sechs Monaten und nach einem Jahr daran erinnern, Ihre Ziele weiter zu verfolgen.

Tut Ihnen etwas gut, wenden Sie es nicht nur in Notsituationen an. Helfen Ihnen Entspannungspausen, Ihre emotionale Anspannung niedrig zu halten, dann verankern Sie diese in Ihrem Alltag. Dazu hilft es, an verschiedenen Plätzen oder Objekten, wie Ankleideschrank oder Telefon, Erinnerungszeichen anzubringen. Diese kleinen Hinweise erinnern an die Entspannungspause und verhindern, dass der gute Vorsatz im Alltagstrubel untergeht. Geht es uns etwas besser, schwindet zumeist die Aufmerksamkeit für das Problem und wir vergessen die guten Vorsätze. Daher sollten Sie Ihre neuen Verhaltensweisen, z. B. sich zu entspannen oder sich zu bestätigen, möglichst vor Tätigkeiten platzieren, denen Sie täglich nachgehen. Sind Sie z. B. viel mit dem Auto unterwegs, könnten Sie jedes Mal, bevor Sie den Wagen starten, eine kleine Entspannungspause einlegen. Oder Sie loben sich immer dann selbst, wenn Sie Treppen hinaufsteigen oder mit der Rolltreppe fahren. Durch die nachfolgende, gut etablierte Tätigkeit wird das Loben verstärkt: Eine bisher seltene Verhaltensweise wird häufiger praktiziert. Verhaltensweisen über einen längeren Zeitpunkt hinweg regelmäßig gezeigt, lassen sie zu automatisierten Gewohnheiten werden. Mit der Zeit entsteht ein Bedürfnis danach und sie werden ohne besondere Erinnerung ausgeführt. Alle hier vorgeschlagenen Hilfen werden nur so gut wirken wie sie eingeübt und zu Gewohnheiten werden.

Die wichtigsten Elemente zur Bewältigung von Ängsten habe ich in zwei Audio-Übungen von ca. 25 Minuten Dauer zusammengefasst: Mentales Training zur Angstbewältigung. Die Wirkung geschieht ganzheitlich, sowohl rational durch Verstehen als auch über hypnotisch-bildhaftes Erleben. Zur Verstärkung der Tiefenwirkung wurden die Texte mit einer speziell dafür komponierten Musik versehen. Die beiden Übungen ergänzen sich inhaltlich. Sie können ohne Vorkenntnisse durchgeführt werden. Beim Anhören bekommt man einerseits Anregungen für den Umgang mit Ängsten und wird andererseits angewiesen, diese auf die eigenen Ängste gedanklich anzuwenden. So werden einem die vermittelten neuen Verhaltensweisen nach wiederholtem Anhören allmählich vertraut. Im Ernstfall können sie mit größerer Wahrscheinlichkeit sicher angewandt werden.

Evaluation

Regelmäßige Protokolle der Übungsvorsätze (z. B. Tabelle 10-1) sind notwendig, damit man sich nicht selbst etwas vormacht. Nur mittels protokollierter Selbstbeobachtung bekommt man eine verlässliche Basis dafür, die Maßnahmen später zu bewerten und ggf. zu ändern. Neben der Häufigkeit können auch Qualitätsbeurteilungen (Schulnoten) zum Effekt einer Übung eingetragen werden.

Wenn man feststellt, dass man die Übungen öfter vergisst, sollte man sich mit neuen Erinnerungshilfen unterstützen, z. B. mit Handy-Erinnerungen und/ oder farbigen Punkten an Stellen, die man zwangsläufig sehen wird.

Tab. 10-6 Protokoll der Übungsvorsätze.

Monat	I				II				III			
Woche	1	2	3	4	5	6	7	8	9	10	11	12
Häufigkeit des mentalen Trainings												
Häufigkeit der Anwendung in der Realität												
Gesamthäufigkeit												

10.2 Ein Plan gegen Ihre Angst

10.2.1 Klärung

Schaffen Sie die Voraussetzungen für ein Veränderungsprojekt. Klären Sie, worum es Ihnen geht, und entscheiden Sie sich.

Bearbeiten Sie den Fragebogen zu extremen Erfahrungen, um auszuschließen, dass Sie sich überfordern. Traumata sollten mit therapeutischer Begleitung bearbeitet werden.

Extreme Erfahrungen

Manche Erfahrungen belasten, selbst wenn man kaum daran denkt. Bitte beschreiben Sie, was auf Sie zutrifft (dazu Ihr Alter, die Umstände, die Häufigkeit, die Folgen für Sie usw.):

- Sind Sie jemals auf der Straße oder zu Hause beraubt worden?
- Sind Sie jemals als Kind so geschlagen worden, dass Sie verletzt waren?
- Sind Sie jemals als Erwachsener geschlagen worden?
- Ist jemals versucht worden, Sie dazu zu bringen, dass Sie mit einer anderen Person sexuell verkehren?
- Sind Sie jemals sexuell misshandelt oder vergewaltigt worden?
- Sind Sie jemals gemobbt worden (sozial ausgegrenzt, ständig geärgert)?
- Hatten Sie jemals einen schweren Unfall?
- Haben Sie jemals einen schweren Verlust erlitten (plötzlicher Todesfall, Unglück ...)?
- Hatten Sie jemals eine schwere Erkrankung bzw. bestand ein solcher Verdacht?
- Hatten Sie jemals eine abrupte Veränderung Ihrer Lebensumstände hinnehmen müssen?
- Sonstige extreme Erfahrungen?

Zur weiteren Klärung der Voraussetzungen und Konsequenzen Ihres Veränderungsprojekts reflektieren Sie mithilfe des folgenden Arbeitsblattes die Belastungen und den Leidensdruck aufgrund Ihrer Ängste.

Eigenanalyse meiner Angst

Wenn ich an meine Angst denke ...

- Wovor fürchte ich mich eigentlich?
- Wann ist meine Angst größer, wann kleiner?
- Was kann mir schlimmstenfalls passieren?
- Wie spielt mir diese Angst mit?
  - Vermeide ich passiv (ich tue bestimmte Dinge nicht)?
  - Vermeide ich aktiv (ich „muss" etwas tun, um der Furcht zu begegnen)?
- Welchen Preis zahle ich für diese Angst?
  - Beruflich? Gesellschaftlich? Im Privatleben?
  - Bezüglich meines Selbstwertgefühls?

- Welchen Nutzen bringt mir diese Angst?
- Wie schlimm stufe ich diese Angst ein zwischen 0 und 100 (0 = Gelassenheit, 100 = Panik), bei mehreren Ängsten getrennt für jede Angst. Wie möchte ich sein/welches Vorbild kenne ich diesbezüglich?
- Woran merke ich, wenn eines Tages diese Angst weniger bedeutsam sein wird?

Ziehen Sie nun ein Fazit aus diesen Betrachtungen und treffen Sie eine Entscheidung: Werden Sie gegen Ihre Ängste antreten?

10.2.2 Zielsetzung

Wenn Sie sich für die Veränderung entscheiden, kann der Rubikon überschritten werden. Entwerfen Sie nun einen Plan zur Bewältigung Ihrer Ängste, indem Sie Ziele festlegen, Ihre Bemühungen protokollieren und sich für Ihr Handeln immer wieder bestätigen. Nur wenn Sie gut vorbereitet sind, können Sie die für den Erfolg notwendige Anstrengung durchhalten. Ziele spornen an, sie bringen uns im Wettstreit der ablenkenden Einflüsse von außen und innen immer wieder auf die Spur. Ihre festgelegten Vorsätze werden Sie von emotionalen Tiefs ablenken, Ihr Denken neu ausrichten und Ihnen Bestätigung ermöglichen. Denken Sie dabei daran, dass die meisten Menschen überschätzen, was sie in einem Jahr schaffen können, und unterschätzen, was in 10 Jahren alles möglich ist (nach Christiani 2000, S. 10).

Was ist Ihre Vision, wie sehen Sie sich in der Zukunft?

Was möchten Sie in drei Monaten erreicht haben?

Was nehmen Sie sich für die nächste Woche vor? Und womit beginnen Sie morgen?

Was könnte Ihnen möglicherweise dazwischen kommen? Wie können Sie sicherstellen, dass Ihr Vorhaben morgen und in der nächsten Woche klappt?

„Menschen stolpern nicht über Berge, sondern über Maulwurfshügel.“
Konfuzius, chinesischer Philosoph

Selbstbestätigung verleiht Ihnen Mut und Zuversicht und verstärkt das neue Verhalten.

Wie werden Sie sich selbst für Ihre Bemühungen bestätigen/loben?

Belohnungen tun auch Erwachsenen immer wieder gut und verstärken das zu lernende Verhalten. Welche Dinge oder Aktivitäten werden Sie sich für Ihre Anstrengungen gönnen?

Zielführende innere Bilder unterstützen die Selbstveränderung. Welches frühere Erlebnis können Sie so lebendig erinnern, dass Sie daraus Kraft und Entschlossenheit schöpfen?

Welches Bild könnte für Ihr Vorhaben und das erforderliche Handeln stehen, es bildlich repräsentieren? Wenn Sie daran denken, sollten Sie sich zum neuen Verhalten animiert fühlen.

10.2.3 Auswertung

Wenn Ihr Veränderungsprojekt scheitert und eine Analyse einzelner Situationen nicht weiterhilft, betrachten Sie Ihr Leben einmal aus der Vogelperspektive: Das sollte eine ganzheitliche Betrachtung der eigenen Person und des Lebens sein.

Reflektieren Sie Ihre bisherige Entwicklung in Beruf und Privatleben. Gibt es Themen, die wiederkehrend für Belastung, Ärger und Unzufriedenheit sorgen? Nehmen Sie sich jedes einzelne Thema vor und bewerten Sie die bisherigen Lösungsversuche. Oft schlagen wir immer wieder den gleichen Weg ein, obwohl er uns bisher überhaupt nicht vorangebracht hat. In diesem Fall wird es Zeit für eine neue Entscheidung. Dabei sollten Sie sich selbst richtig einschätzen und sich nicht zu kurzsichtigen Veränderungen hinreißen lassen. Welche Bedürfnisse trugen bisher dazu bei, dass Sie keinen anderen Weg gewählt haben? Lässt sich diesen Bedürfnissen mit Ihrer Veränderungsplanung gerecht werden? Was nützt es, dem Stress einer zu anspruchsvollen Arbeit zu entfliehen, wenn daheim die Unzufriedenheit einer zu geringen Anregung wartet? Betrachten Sie Ihr Leben hinsichtlich Dauerkonflikten, beruflicher Anforderung, sozialem Netz und Erholungsfaktoren. Nach einer Lebensanalyse und einer abgewogenen Entscheidung sind neue Schritte zur Umsetzung zu planen. Ziel sollte eine Balance der Bedürfnisse und Erfordernisse, der Be- und Entlastungen sein.

An diese Grundhaltung des Lebens, das Balancemodell, erinnert das folgende Bild:

> Es ist das Bild von einem eigenen Garten. Jeder hat sicher eine Vorstellung, wie er aussehen soll, aber man wird auch wissen, dass dieser Garten sich immer verändert. Sicherlich kann man ihn verwildern lassen, aber dann ist man darauf weniger stolz, als wenn man ihn bewusst bearbeitet. Wenn man alles überlegt pflanzt, sodass einzelne Pflanzungen zunächst genug Raum und Sonne haben, wird sich das doch ändern, manche Pflanzen wird man beschneiden oder später wieder entfernen müssen, weil mit der Zeit alles zugewachsen ist und dann anderen Pflanzen das Licht fehlt, das sie zum Gedeien brauchen. Mit der Gartenpflege wird man nie fertig; sie findet zwar nicht jeden Tag statt, aber eben doch so lange, wie man die Verantwortung für diesen Garten trägt. Dabei empfindet man oft Lust und Befriedigung, aber genauso ist mit Unlust und Schmerzen zurechtzukommen. Trotz guter Planung will man manches später wieder ändern, weil sich die Bedürfnisse ändern; mit kleinen Kindern hat man vielleicht eine Matschecke, später macht man daraus evtl. einen Tümpel – und der ist einem im höheren Alter möglicherweise zu pflegeaufwändig.
>
> Das ist alles in Ordnung, der Lebensbalken, auf dem man entlang balanciert, braucht gar nicht gerade zu sein. Veränderung ist nicht ein Zeichen des Alters, sondern Änderung ist ein Zeichen des Lebens! Also ist Starrheit ein Zeichen von Alter und Leblosigkeit – ein betonierter Garten sähe tot aus.

10.3 Rahmenbedingungen

Menschliches Verhalten ist zu komplex, um es in einem kurzen Veränderungsprogramm ausreichend darzustellen. Dennoch sind Veränderungen und ein besseres Leben möglich. Dafür muss das Veränderungsprojekt in seiner Einbettung in ein multifaktorielles Geschehen gesehen werden. Faktoren wie Anlage, Gehirnprozesse, bewusste und unbewusste Intentionen sowie nicht zuletzt Wechselwirkung mit anderen Personen sind zu berücksichtigen. Häufig aufgeworfene Fragen können insofern nur ansatzweise beantwortet werden.

Ist Psychotherapie sinnvoll?

Psychotherapie ist dann sinnvoll, wenn das Leben durch Ängste stark beeinträchtigt wird. Gleichzeitig sollte die betroffene Person entschlossen sein, daran etwas zu ändern. Der Leidensdruck sollte deutlich, der Krankheitsgewinn gering sein. Dann erscheint mir eine Verhaltenstherapie mit Exposition ggf. unter Einbeziehen imaginativer/hypnotherapeutischer Methoden als Methode der Wahl. Verhaltenstherapie hat eine hohe Wirksamkeit, wie in vielen Untersuchungen nachgewiesen wurde (Grawe, Donati, Bernauer 2001). Innerhalb eines Viertel- bis halben Jahres muss sich ein Arbeitsbündnis zwischen Patient und Therapeut einstellen, das motivierend und belastbar ist.

Es gibt mittlerweile sehr verschiedene therapeutische Vorgehensweisen, die durchaus auch mit wissenschaftlichen Belegen aufwarten. Allesamt werden sie von ihren Vertretern als sehr erfolgversprechend und anderen Verfahren ebenbürtig oder gar überlegen dargestellt. Was bedeutet das für die eigene Person? Eine Psychotherapie kann auch schaden und unerwünschte Nebenwirkungen haben. Wenn Theorie und Vorgehen intellektuell überzeugen, glaubt man eher daran. Das kann wertvoll sein. Trotzdem ist damit ein Erfolg keineswegs sichergestellt. Ob sich etwas verändert, sollte anhand von Kriterien entschieden werden, die zu Beginn der Behandlung festgelegt wurden. Eine regelmäßige Evaluation verhindert die unbedachte Fortsetzung eines erfolglosen Versuchs. Auch die Beurteilungskriterien selbst müssen immer wieder reflektiert und unter Umständen angepasst werden.

Die Landespsychotherapeuten- und Ärztekammern zeigen im Internet die Qualifikationen der Psychotherapeuten. Krankenkassen und Kassenärztliche Vereinigungen können bei der Suche nach einem Behandlungsplatz behilflich sein.

Wann ist eine stationäre Behandlung erforderlich?

Die meisten Ängste können ambulant, also im realen Leben, besser behandelt werden. Sind jedoch Belastung und Einschränkungen beruflicher oder familiärer Art zu groß und scheitern daran die therapeutischen Übungen, ist eine stationäre Behandlung hilfreich. In geschützter Umgebung kann eine stabile Grundlage geschaffen werden, die als Voraussetzung für das zielstrebige Handeln im Alltag erforderlich ist. Auch fällt es mit der Distanz leichter, unumgängliche Schlussfolgerungen und Konsequenzen aus Dauerkonflikten zu ziehen.

Was ist von Medikamenten zu halten?

Medikamente greifen wie Drogen in den Hirnstoffwechsel ein. Sie sind bei extremen Ängsten eine wertvolle Hilfe, um die Basis für eine Verarbeitung und Veränderung zu schaffen. Medikamente können eine Krücke sein, damit Lernen möglich wird. Sie können aber die Auseinandersetzung nicht ersetzen. Die Absetzung der Medikamente muss von Anfang an eingeplant werden. Manchmal vermindern sie das Leid nur gerade so weit, dass keine Veränderung unternommen wird. So tragen Medikamente geradezu zur Aufrechterhaltung der Ängste bei. Die Betroffenen sollten eher darin bestärkt werden, ihr Leid anzugehen. Gleichwohl müssen wir feststellen, dass viele Menschen ohne die dauerhafte Einnahme von Psychopharmaka in ihrem Leben nicht zurechtkämen. Manche Medikamente entfalten Nebenwirkungen, wie z. B. eine Abhängigkeit. Anders als es beim verbreiteten Angstlöser Alkohol der Fall ist, sollte eine ärztliche Kontrolle gegeben sein.

Kann man es allein schaffen?

Angstbewältigung ist aufgrund der psychologischen Erkenntnisse gut lernbar. Dennoch ist es keineswegs leicht. Wer seine Ängste dauerhaft überwinden möchte, sollte sich um einen Psychologen/Coach bemühen, der sich mit Motivierung und Vermeidung gut auskennt. Ohne besondere Vorsichtsmaßnahmen kehrt die einmal gelernte Angst schnell wieder zurück. Dann stellt sich trotz anfänglicher Fortschritte wieder Resignation ein. Eine andere Form der Anregung und Stabilisierung im Bemühen um Veränderung sind Workshops und Gruppen zur Angstbewältigung.

Wenn es um die Bearbeitung multipler Ängste oder um die Bewältigung eines Traumas geht, ist eine Psychotherapie anzuraten. Zur Orientierung kann der Fragebogen *Extreme Erfahrungen* (siehe S. 93) beitragen. Auch Komorbidität verschlechtert die Prognose.

Ist Üben immer richtig?

Lernerfolg stellt sich erst mit regelmäßiger Übung ein. Nur so werden die notwendigen Nervenverbindungen im Gehirn entwickelt und Automatismen gebahnt. Für die Entwicklung neuer Fähigkeiten braucht es also ausdauerndes Üben. Dabei stellen sich Übungsfortschritte nicht stetig ein. Phasen des Fortschritts wechseln sich mit denen der Stagnation ab. Gerade wenn ein sogenanntes Lernplateau erreicht wurde und es scheinbar nicht mehr vorangeht, braucht es viel Selbstdisziplin, um nicht vorzeitig aufzugeben. Haben Sie wiederholt etwas probiert und sind daran gescheitert, ist jedoch auch dieser Versuch der Veränderung zu hinterfragen. Mit inneren Ereignissen, Gedanken und Gefühlen muss man manchmal anders umgehen als mit äußeren. Üben darf nicht mit Kontrolle und Zwang gleichgesetzt werden. Ob ein Vorgehen zielführend oder sogar problemverschärfend ist, ergibt sich gelegentlich intuitiv, einem Aha-Erlebnis gleich. Meist ist jedoch längere Beobachtung und sorgfältige Auswertung notwendig, um herauszufinden, welche Übung den Aufwand lohnt.

Wann ist Akzeptanz angemessen?

Sich selbst als Person mit Ängsten zu akzeptieren, ist die Grundlage für ein gelingendes Leben. Erst dann kann man die Kraft und Ausdauer für Veränderungsziele aufbringen. Sich zu akzeptieren bedeutet eben nicht Resignation.

Vieles im Leben ist wünschenswert, aber nicht alles ist möglich. Ist eine Veränderung mit großen Nachteilen verbunden, nur auf Kosten eigener Bedürfnisse oder anderer Personen zu erreichen – wenn Sie z. B. für mehr Selbstständigkeit Ihre Familie verlassen müssten –, gilt es abzuwägen. Was ist Ihnen wirklich wichtig, was würde Sie am Ende vielleicht doch unzufrieden machen oder ganz einfach überfordern? Vielleicht hilft Ihnen die Übung *Eigenanalyse meiner Angst* (S. 93). Ängstlichkeit muss man zwar akzeptieren, sie braucht einen jedoch nicht von einem werteorientierten Leben und den wirklich wichtigen Vorhaben abzubringen.

Wer sich selbst so wie er ist mehr akzeptieren möchte, findet in diesem Buch eine Reihe von Anregungen, wie z. B. die Übung *Versöhnung* (S. 80). Auch diese Übung zeigt meist erst nach längerem Üben positive Effekte. Es geht dabei um eine Haltung, die man sich erst aneignen muss. Eventuell ist auch eine Selbsthilfegruppe eine passende Unterstützung.

Auch wenn Sie mal wieder aus scheinbar heiterem Himmel eine lähmende Schwere überkommt, suchen Sie nicht nach Erklärungen, sondern nehmen Sie dieses Gefühl für diesen Augenblick an. Fragen Sie nicht, was Sie tun müssen, um es für immer loszuwerden oder was nötig wäre, damit Sie sich nie mehr so erleben. Entscheidend ist, was Sie jetzt für diesen Moment brauchen. Denn die Schwere, Sorge usw. kennzeichnet zwar diesen Augenblick – mehr aber nicht unbedingt.

11 Der globalen Verunsicherung trotzen

Wir können heute viele Ängste erklären und gut behandeln. Aber was hilft gegen Ängste, die aus der globalen Veränderung der Welt resultieren, gegen Vereinzelung in der westlich geprägten Individualkultur, zunehmende Teilung der Gesellschaft in arm und reich, permanenten Wettbewerb und Gefährdung der ökologischen Lebensbedingungen? Soziologen sprechen heute sogar von einer Gesellschaft in Angst, in der die Menschen wie ein Radar ständig Signale aus unterschiedlichen Kanälen aufnehmen, sich vergleichen und sich zu optimieren bemühen. Zukunftsängste sind insofern gut nachvollziehbar. Erleben wir uns selbst als hilflos, versinken wir in Resignation und Depression. Um sich als wirksam erleben zu können, ist eine Vernetzung mit anderen nötig. Gemeinsam können wir daran arbeiten, eine bessere Welt zu schaffen. Für Veränderungen braucht es außerdem Hoffnung.

Allerdings sollten Sie Ihre psychischen und körperlichen Grenzen respektieren. Auf diese Weise sorgen Sie dafür, dass Sie sich in diesem Kampf um ein gutes Leben für sich und andere nicht aufreiben. Die folgenden Hinweise sollen helfen, einem möglichen Burnout vorzubeugen:

1. Setzen Sie sich Ziele, um die eigenen Kräfte zu bündeln.
2. Legen Sie sich auf erreichbare Vorhaben fest, um Erfolge zu ermöglichen.
3. Bestätigen Sie sich immer wieder selbst, um ein positives Bild von sich und Ihrem Tun aufrechtzuerhalten.
4. Vernetzen Sie sich mit anderen, damit Ihr Tun auch dann weiter wirkt, wenn Sie eine Pause benötigen. Andere können Sie bei Bedarf stützen und ersetzen.
5. Stellen Sie sich auch bei den unvermeidlichen Misserfolgen und Rückschlägen nicht in Frage, sondern neutralisieren Sie diese mit der Haltung „shit happens".

Der Angstforscher Bandelow spricht von Angst als dem „Superbenzin für Erfolg" (2004, S. 31). Angst ist eine fast unerschöpfliche Energie, die Menschen zu Höchstleistungen antreibt – solange sie sich nicht selbst lähmen. Menschen streben nach Anerkennung. Wer Angst vor Kritik oder dem Verlust der Anerkennung hat, der strengt sich an und tut alles, um Erfolg zu haben. Angst beflügelt die Kreativität. Wer wenig Angst kennt, lebt gemütlicher. Die bedeutenden Persönlichkeiten aber, die großen Künstler oder ideenreichen Erfinder werden in der Regel von Ängsten angetrieben, die sie durch ihr Wirken bewältigen. Die Neugier und der Wunsch nach Anerkennung gewinnt bei ihnen die Oberhand gegenüber der Angst.

Keine Angst zu kennen, kann ebenfalls eine Störung sein. Der Wunsch vieler Angstpatienten, völlig frei von Angst zu sein, ist verständlich. Aber Angstfreiheit ist ein Kennzeichen von Psychopathen. Sie sind zwar ohne Angst, aber auch ohne Mitgefühl und behandeln ihre Mitmenschen nur als nützliche Objekte. Die Folge ist ein Leben in sozialer Isolation. Angst fördert den sozialen Zusammenhalt. In Momenten der Angst suchen wir von klein auf die Nähe anderer Menschen. Das empathische Mitempfinden verbindet den Helfenden mit dem Leidenden. Beide empfinden eine emotionale Nähe, die guttut.

Mit dem Alter verändern sich die Ängste. Seien es die gewonnenen Erfahrungen oder die größere Selbstakzeptanz, die dazu beitragen. Jedenfalls nehmen die Angsterkrankungen mit höherem Alter ab. Es kommt nicht zu einer völligen Angstfreiheit, es ergeben sich lediglich andere Bewertungen des Lebens und veränderte Lebensbedingungen. Ab dem 50. Lebensjahr treten konkrete Befürchtungen um Gesundheit oder Einsamkeit an die Stelle von eher unrealistischen Ängsten. Die „klassischen Angststörungen“ wie Sozialphobie, Agoraphobie und Panikstörung finden sich nun kaum noch als Anlass für eine Arzt- oder Therapie-Anfrage. Man braucht sich und anderen nichts mehr zu beweisen und kann es meist auch gar nicht mehr. Mit dem Alter verändert sich bei vielen Menschen die Sicht auf sich und die Welt; die Überzeugung an die eigene Macht über das Schicksal nimmt zu und bleibt bis ins hohe Alter stabil. Diese oft als Altersweisheit bezeichnete größere Gelassenheit erleichtert den Umgang mit dem Thema Angst, dieser Grundemotion des Menschen. Angst lässt uns kämpfen, aber auch vorsichtig sein – um die richtige Balance muss sich jeder für sich selbst immer wieder bemühen.

12 Anhang

12.1 Literatur

Bandelow, B (2004): Das Angstbuch. Rowohlt Verlag, Reinbek.

Bellebaum, C., Thoma, P. und Daum, J. (2012): Neuropsychologie. VS/Springer Fachmedien, Wiesbaden.

Brett, D. (2007, 8. Aufl.): Anna zähmt die Monster. Iskopress, Hamburg.

Buonomano, D. (2012): Brain Bugs. Die Denkfehler unseres Gehirns. Hans Huber, Hogrefe, Bern.

Christiani, A. (2000, 2. Aufl.): Weck den Sieger in dir. In 7 Schritten zur dauerhaften Selbstmotivation. Gabler, Wiesbaden.

Christmann, F. (1996, 2. Aufl.): Mentales Training. Verlag für Angewandte Psychologie, Göttingen.

Christmann, G. und Christmann, F. (2005): Comic-Therapie (CT). Psychotherapie mit Comics. Schriftenreihe der Stiftung Psyche.

Christmann, F. (2014): Brechungen der Seele – Der Mensch im Spiegel psychologischer Experimente. Unveröffentlichtes Skript zur Ausstellung der Stiftung Psyche, Stuttgart.

Diamond, J. (2012): Vermächtnis. Was wir von traditionellen Gesellschaften lernen können. S. Fischer, Frankfurt a. M.

Ehlert, U. und La Marca-Ghaemmaghami, P. (2014): Lohnt sich die Exploration von pränatalem Stress für die Therapieindikation? In: Verhaltenstherapie 2014, 24, 281–288.

Forsyth, J. P. und Eifert, G. H. (2010): Mit Ängsten und Sorgen erfolgreich umgehen. Hogrefe, Göttingen.

Grawe, K. (2000, 2. Aufl.): Psychologische Therapie. Hogrefe, Göttingen.

Grawe, K., Donati, R. und Bernauer, F. (2001, 5. Aufl.): Psychotherapie im Wandel. Hogrefe, Göttingen.

Hand, I. (2014): Verhaltenstherapie – Panta Rhei? 15 Jahre Psychotherapeutengesetz – and Where Are We? In: Verhaltenstherapie 2014, 24, 151–155.

Harris, J. (2002): Ist Erziehung sinnlos? Warum Kinder so werden, wie sie sind. Rowohlt, Reinbek.

In-Albou, T. und Margraf, J. (2011): Panik und Agoraphobie. In: Wittchen, H.-U. und Hoyer, J. (Hrsg.): Klinische Psychologie und Psychotherapie. Springer, Heidelberg.

Janosch (1996, 3. Aufl.): Du bist ein Indianer, Hannes. DTV, München.

Kabat-Zinn, J. (1997): Stark aus eigener Kraft. O.W. Barth, Bern.

Pinker, S. (2003): Das unbeschriebene Blatt. Die moderne Leugnung der menschlichen Natur. Berlin Verlag, Berlin.

Rettig, D. (2013): Die guten alten Zeiten. Deutscher Taschenbuch Verlag, München.

Senf, W. und Broda, M. (2005): Praxis der Psychotherapie – Ein integratives Lehrbuch. Thieme, Stuttgart.

Steiner, G. (2007, 4. Aufl.): Lernen. 20 Szenarien aus dem Alltag. Hans Huber, Hogrefe, Bern.

Trenkle, B. (1994): Die Löwen-Geschichte – Hypnotisch-metaphorische Kommunikation und Selbsthypnosetraining. Carl-Auer, Heidelberg.

Watzlawick, P. (1983): Anleitung zum Unglücklichsein. Piper, München.

Wolinsky, S. (1994): Quantenbewusstsein – Das experimentelle Handbuch der Quantenpsychologie. Verlag Alf Lüchow, Freiburg i. Br.

12.2 Materialien für Kinder und Jugendliche

12.2.1 Belohnungen in der Kindertherapie

In vielen Verhaltenstherapiebüchern werden materielle Belohnungen zur Verstärkung des erwünschten Verhaltens empfohlen und sind in den entsprechenden Therapiemanualen auch für jede Sitzung vorgesehen. Soll das Kind für die Teilnahme an einer Gruppe oder für das Mitmachen an Therapieaktivitäten wirklich belohnt werden? Sollen dafür Belohnungen vom Therapeuten eingekauft werden? Soll man als TherapeutIn – wie immer wieder empfohlen wird – eine „Schatzkiste“ mit materiellen Belohnungen anlegen, sodass die Kinder sich daraus Belohnungen fürs Mitmachen aussuchen können? Ist das therapeutisch sinnvoll?

Belohnung für Kinder in der Gruppentherapie – worauf kommt es an?

Wichtig ist, dass in der Therapie im direkten Zusammenhang mit erwünschtem Verhalten das Belohnungszentrum im Gehirn angeregt wird, damit die Wahrscheinlichkeit für erwünschtes Verhalten steigt. Das geschieht heute jedoch nur wenig durch materielle Dinge, weil fast alles, was wir in der Therapie ausgeben können, meist schon im Überfluss vorhanden ist. Die Therapeuten sollten meines Erachtens als Person selbst die Belohnung sein und ein überreichter Gegenstand ist dann allenfalls ein Symbol dafür, vom Therapeuten gewürdigt worden zu sein.

Es ist also nicht so wichtig, welche Belohnungen sich in unserer „Schatzkiste“ befinden, sondern es kommt darauf an, dass *wir* ein Kind auszeichnen. Wenn ich z. B. einen Werbekuli mit den Worten überreiche, dass ich diesen von einer Firma erhalten habe, dass ich aber der Meinung bin, dass das Kind xy ihn mehr verdient als ich, weil …, dann wird dieser wertlose Gegenstand zum Symbol für meine Wertschätzung des Kindes vor der Gruppe.

Wenn wir z. B. ein Stück grünes Band übrig haben, können wir dieses um ein Handgelenk, um den Hals oder an einen Haarzopf hängen, und das Kind wird stolz den Eltern berichten, dass dies eine Auszeichnung für … ist.

Mit der Belohnung soll das Kind eine Rückmeldung erhalten, dass es sich richtig verhält, und die Beziehung zum Therapeuten soll gestärkt werden, sodass sich das Kind weiterhin an dessen Erwartungen orientiert. Das wird es umso mehr, je mehr das Selbstwertgefühl gesteigert wird, was vor allem durch die Kommunikation des Belohnungsvorgangs an die anderen Gruppenmitglieder und die Außenstehenden geschieht: „Wer hat denn heute das grüne Band bekommen? …“, „Wer darf heute auf das Siegerpodest (Tisch im Gruppenzimmer …)?“

Sparen Sie als Therapeuten nie mit persönlicher Zuwendung und drücken Sie diese deutlich aus; verbinden Sie Ihre Aussage mit Aktionen, z. B. einem Handschlag, Schulterklopfen, Applaus …

Passen Sie Ihre Belohnung auch an die Bedürfnisse des Kindes an, z. B. kann bei Sommerhitze auch der erste Schluck Wasser in Verbindung mit einer bestätigenden Bemerkung Belohnung sein oder Sie zeigen nur ganz verhaltene Anerkennung, wenn ein Kind Lob nicht annehmen kann …

Man kann auch unter Einbeziehung der Eltern größere Belohnungen symbolisch einsetzen und die Kinder so anleiten, Belohnungen aufzuschieben. Wenn sich ein Kind z. B. ein Mountainbike wünscht, kann man es dieses malen lassen und zum Ausdruck bringen, dass es dieses sicherlich irgendwann bekommen wird, wenn es dieses verdient. Dann schneidet man eine Kopie des Bildes in Einzelteile, die nach und nach dem Kind wiederum als Anerkennung für seine Bemühungen übergeben werden. So setzt das Kind sein Bild vom Mountainbike wieder zusammen und denkt dabei an sein Ziel, kommt seinem Ziel Schritt für Schritt näher und verbindet die einzelnen Aktionen mit der Zielerreichung.

Wir füllen unsere „Schatzkiste" also weniger mit den bekannten Belohnungen wie etwa Bonbons, sondern mit unterschiedlichsten Dingen: Steine, Kastanien, schöne Blätter, auch Werbeautos … Wir achten bei der Vergabe jedoch immer darauf, dass wir als Person und das Kind als Person am Wichtigsten sind.

Manchmal ist es notwendig, dass ein Verhalten mühsam und regelmäßig trainiert werden muss. In dem Fall ist es sinnvoll, den Durchhaltewillen auch materiell zu unterstützen. Das funktioniert aber nur in Abstimmung mit den Eltern. Dann müssen alltägliche Belohnungen reduziert und Belohnungen kontingent eingesetzt werden – die Kosten für diese Belohnungen übernehmen in solchen Fällen die Eltern (selbst wenn die Belohnungen in der Therapie eingesetzt werden).

12.2.2 Psychotherapie mit Jugendlichen

Die therapeutische Arbeit mit Jugendlichen stellt eine Herausforderung für Therapeuten dar, denn Jugendliche tun sich im Allgemeinen schwer damit, sich gegenüber dem Therapeuten zu öffnen. Der Therapeut ist ein Vertreter der Generation von Eltern und Lehrern, von der sich der Jugendliche abzugrenzen versucht. Der Jugendliche ist kein Kind mehr und macht nicht einfach alles mit, was die Erwachsenen von ihm erwarten. Aber es fehlt meist noch der Leidensdruck, der die motivationale Grundlage für eine Psychotherapie bei Erwachsenen schafft. So hieß es früher, die Jugendzeit sei für Psychotherapie ungeeignet.

Welche Vorgehensweisen erleichtern die Zusammenarbeit? Die Teilnahme wird erleichtert, wenn keine zu lange Dauer angestrebt wird, wenn man also zunächst nur die Probatorik verabredet, dann eine Probetherapie über 10 Stunden, danach neu beurteilt, wie es weitergehen soll. Der Jugendliche soll möglichst selbst bestimmen, dass er für den zur Diskussion stehenden Zeitraum zur Therapie kommt.

Das Misstrauen gegenüber einem Therapeuten, der wegen eines Fehlverhaltens des Jugendlichen eingeschaltet wird, gilt es zunächst zu akzeptieren. Eventuell kann ein Jugendlicher mit dem Privileg des knappen Therapieangebots etwas geködert werden, wenn er erfährt, dass viele andere auf einen Therapieplatz warten. Die Therapie wird oft einen Spagat zwischen dem Wunsch, für voll genommen zu werden, und kindlicher Bedürftigkeit vollbringen müssen. Ziele können viele Jugendliche zunächst nicht benennen und sie haben keine Vorstellung davon, was eine Therapie ermöglichen kann.

Jugendliche sollten erfahren, dass sich der Therapeut für sie als Person interessiert, was sich in den Gesprächsthemen zeigt. Es geht weniger um die Anliegen der Eltern und Lehrer, sondern mehr um die Art des Zeitvertreibs, die Kontakte, die Musik, den Sport usw.

Mit der Zeit werden die Themen persönlicher: Beziehungserfahrungen, Wünsche und Sehnsüchte, Unsicherheiten (auch bzgl. der körperlichen Entwicklung) …

Belehrungen sind weitgehend fehl am Platz, sondern es geht um die Auswertung von Erfahrungen innerhalb und außerhalb der Therapie. Also sollten die Interventionen möglichst Anregungen zur Selbstbeobachtung und deren Auswertung sein und weniger darauf bauen, dass der Jugendliche von sich aus Konfliktthemen einbringt. Wird ein Thema vom Jugendlichen eingebracht, sollte diesem die therapeutische Aufmerksamkeit vor allem anderen geschenkt werden.

Die Arbeit mit Skalen hat bei Jugendlichen hohe Relevanz. Hier kann deutlich markiert werden, welche Werte zählen, dass es nicht um ein Alles oder Nichts, sondern um einen Schritt in die richtige Richtung geht.

Die Therapie wird für Jugendliche – vor allem wenn das Gespräch sehr dominiert – schnell langweilig. Ich habe mich deshalb immer um Abwechslung bemüht: Ortswechsel (viel draußen unternehmen, aber auch Wechsel im Therapiezimmer, also mal am Tisch, mal auf dem Teppich usw.), Wetten zur Spannungssteigerung, Knobeln usw. … Hausaufgaben und Belohnungen habe ich manchmal in bunte Umschläge verteilt und den Jugendlichen einen Umschlag „wählen“ lassen; es ist dann zwar nicht eindeutig, was auf ihn zukommen wird (Pflicht oder Vergünstigung), aber es entsteht ein positives Spannungsmoment und es ergibt sich wieder ein Miteinander um das Befolgen von Regeln. So entsteht ein Spiel um Pflichten und gelegentliche Vergünstigungen, in das man die ganze Familie einbeziehen kann. Wenn Puppen- oder Rollenspiele schon langweilig werden, entwerfen Sie zusammen mit dem Jugendlichen ein Drehbuch für einen Film (zu den therapeutischen Themen) – so wird der Jugendliche zum Regisseur seines Lebens.

Steigern Sie die Neugier, indem Sie z. B. Hypnose zur Problemlösung anbieten. Scheuen Sie sich nicht vor Experimenten, es darf auch etwas schief gehen. Bei einer Übung mit einem Jugendlichen, in der das Unbewusste angesprochen werden sollte, hat sich nichts getan, aber der Jugendliche fand es spannend und wollte es in der nächsten Sitzung unbedingt wiederholen – die Neugier war geweckt. Vorgelesene Entspannungsanleitungen sind langweilig im Vergleich z. B. zu „Gewichtsexperimenten", wenn man wechselweise ein schweres Gewicht oder eine leichte Feder visualisiert und dabei die Bewegung eines ausgestreckten Arms beobachtet.

Oder Sie erarbeiten ein Mentales Training für mehr Erfolg bei Klassenarbeiten, beim Elfmeterschießen usw. sowie im Umgang mit Konflikten u. a. mit Metaphern und passenden Bildern.

Bei einem 18-Jährigen wollte ich vermeiden, in die in diesem Fall konfliktbesetzte Vaterrolle gedrängt zu werden. Der Jugendliche sollte sich daher auf meine Anregung als „Jungunternehmer" selbstständig um Veränderung bemühen und über festgelegte Aktivitäten seinen „Unternehmenswert" steigern; ich selbst fungierte lediglich als „Unternehmensberater". Er lernte das Selbstmanagement (angemessene Selbstbestätigung und Durchhalten bei Frustrationen) über die positive Identifikation mit eigenen Zielen. Er tat es in kleinen Schritten und machte die Erfahrung, dass sich Erfolg allmählich einstellt. Auf diese Weise konnte auch der Vater zu einem anderen Umgang mit dem Sohn gewonnen werden.

Kinder und Jugendliche, die das Gespräch nicht gewöhnt sind und sich nur schwer in der Therapie öffnen, berichten meist gern über schöne Erlebnisse aus ihrem Leben. Lassen Sie sie Fotos mit in die Therapie bringen – auch ansonsten wortkarge Jungen verlieren sich in Details der Erzählung. Später können Sie ihnen auftragen, ein Foto der laufenden Woche zu machen und darüber zu berichten; auch das wird vielen eher gelingen als auf einfache Fragen zur Befindlichkeit mehrsilbig zu antworten. Die Befindlichkeit kann man dann gemeinsam aus den Fotos erschließen.

Seien Sie einfallsreich, ohne den Jugendlichen mit Ihren eigenen Ideen und Planungen zu „überfahren". Denken Sie daran, dass der Jugendliche seine Freizeit opfert, den Termin mit Ihnen einplanen und den Weg zur Therapie auf sich nehmen muss – es ist nicht selten der ganze Nachmittag wegen einer guten Dreiviertelstunde mit Ihnen blockiert.

Verstehen der Gefühle des Jugendlichen ist das Zauberwort für seine Therapietreue. Nutzen Sie immer wieder Verhaltensanalysen in Rollenspielen, damit der Jugendliche sich der eigenen Emotionen klar wird und sich konstruktiv mit ihnen auseinandersetzen lernt.

Liegt die Ursache des Problems in den Familienbeziehungen, sollte man versuchen, alle Beteiligten einzubeziehen. In Familiensitzungen kann die Kommunikation auf eine gleichberechtigte Ebene gestellt und Verantwortung besser aufgeteilt werden. Hier sind Sie der Moderator, der auf Prozesse im Hier und Jetzt aufmerksam macht, und für alle ein Modell für direkte Kommunikation und niederlagenlose Konfliktbewältigung.

Auch wenn die Zusammenarbeit immer wieder mühsam ist und man als Therapeut oft den Eindruck hat, dass sich nichts bewegt, sollte man auf den förderlichen Einfluss vertrauen. Wenn man an einer konstruktiven Haltung gegenüber dem Jugendlichen festhalten kann, wird man zu einem Modell für die Lösung von Problemen durch Klärung und Dranbleiben. Diese Anregungen werden vom Jugendlichen möglicherweise erst in einem späteren Entwicklungsabschnitt übernommen. Möglicherweise erlebt man als Therapeut die positiven Auswirkungen der eigenen Arbeit nicht. Umso wichtiger ist es, dass man sich selbst immer wieder neu motiviert, sodass man dem Jugendlichen und seinen Bezugspersonen positiv und mit unerschütterlicher Zuversicht begegnen kann.

12.2.3 Beurteilung der Lebensqualität

Fragebogen zur Lebensqualität (KiJu)

Dieser Fragebogen erfasst, wie du in verschiedenen Lebensbereichen (Freizeit, Schule, Kontakt, körperliche und psychische Belastung) durch etwaige Beschwerden beeinträchtigt bist.
Bitte mach bei den folgenden Fragen 1 bis 5 ein Kreuz an der Stelle der Linie, die den Grad deiner Einschränkung kennzeichnen könnte.

Zum Beispiel, wenn du dich zu ungefähr 50 % in der Schule eingeschränkt fühlst:

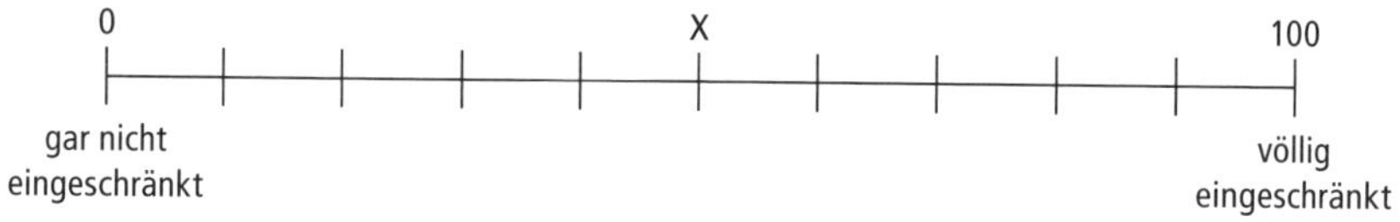

1. Durch Beschwerden bin ich in der Freizeit

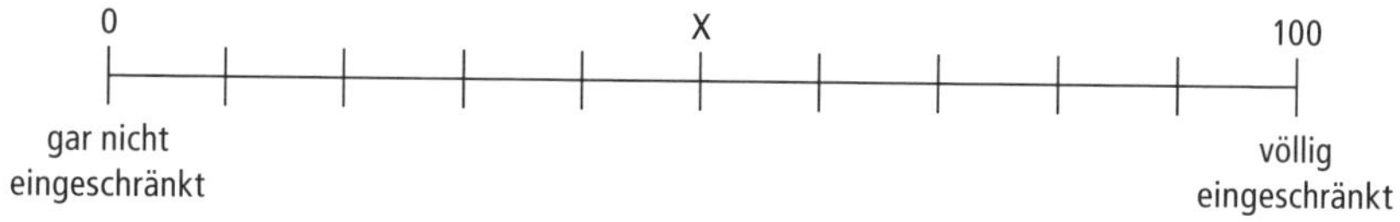

2. Durch Beschwerden bin ich in der Schule

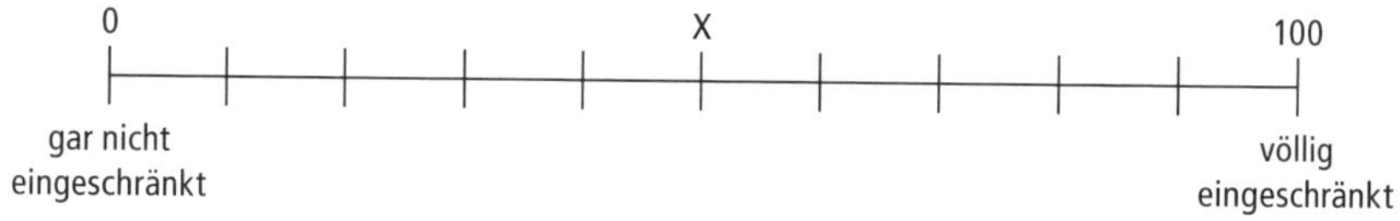

3. Durch Beschwerden bin ich im Kontakt zu anderen (Familie/Freunde)

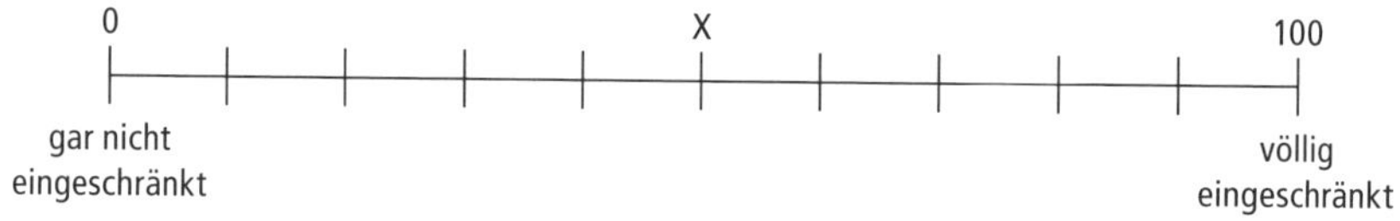

4. Durch Beschwerden bin ich hinsichtlich körperlicher Belastung (z. B. Sport, Einkäufe erledigen)

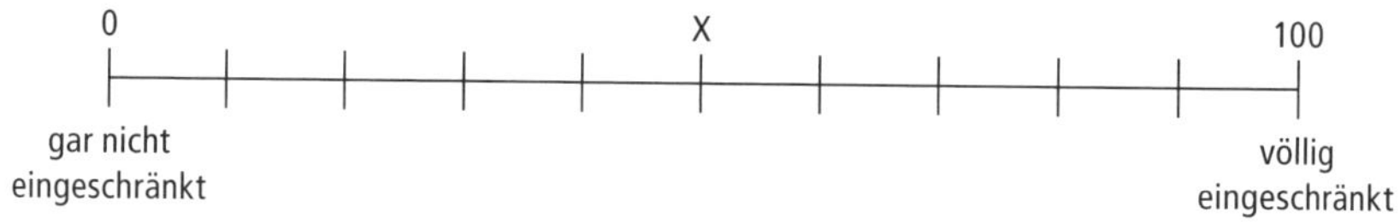

5. Durch Beschwerden bin ich hinsichtlich psychischer Belastung (Stress, z. B. bei Prüfungen)

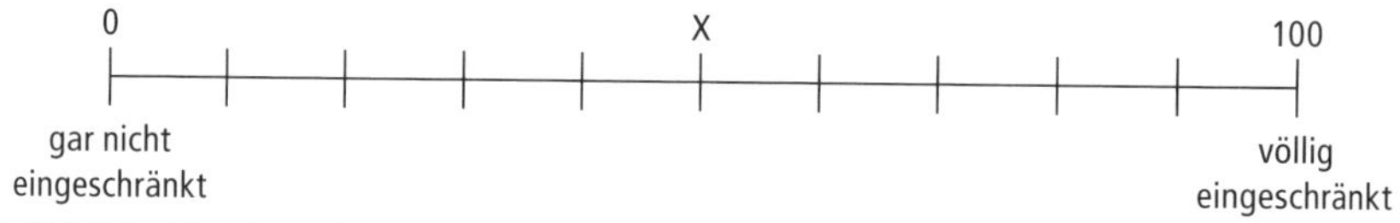

12.2.4 Traumatische Erlebnisse

Fragebogen zu extremen Erfahrungen (KiJu)

Manche Erfahrungen belasten uns, selbst wenn wir kaum mehr daran denken.
Bitte beschreibe deine Erlebnisse. Was trifft auf dich zu, nenne dein Alter zu jedem Erlebnis, die Umstände, Häufigkeit und die Folgen für dich.

- Bist du jemals auf der Straße oder zu Hause beraubt worden?
- Bist du jemals als Kind so geschlagen worden, dass du verletzt warst?
- Ist jemals versucht worden, dich dazu zu bringen, dass du mit einer anderen Person sexuell verkehrst?
- Bist du jemals sexuell misshandelt oder vergewaltigt worden?
- Bist du jemals gemobbt worden (sozial ausgegrenzt, ständig geärgert)?
- Hattest du jemals einen schweren Unfall?
- Hast du jemals einen schweren Verlust erlitten (plötzlicher Todesfall, Unglück ...)?
- Hast du jemals eine schwere Erkrankung erlitten bzw. bestand ein solcher Verdacht?
- Hast du jemals eine abrupte Veränderung deiner Lebensumstände hinnehmen müssen?
- Sonstiges?

12.2.5 Verhaltenskategorien für Spielsituationen

Hier finden Sie eine Anleitung für förderliches Verhalten von Bezugspersonen beim Spiel mit den eigenen Kindern.

Interesse zeigen

- Körperliche Nähe
- Blickkontakt
- Fragen offen und freundlich stellen
- Fragen bereitwillig beantworten
- Den Aufforderungen des Kindes nachkommen

Selbstständigkeit fördern

- Geduldig zuschauen, Zeit lassen, Fehler machen lassen, nicht gleich eingreifen, vormachen oder vorsagen
- Kind selbst bestimmen lassen (Spielmaterial, Ablauf, Vorgehen usw.), durch Fragen fördern: „Was ist jetzt?"
- Loben (sach- und personenbezogen)

Anregungen und Hilfestellung geben

- Angebote machen: „Soll ich ...?", Hinweise und Vorschläge bzgl. Spielmaterial, Spielablauf usw. geben: „Wir könnten jetzt ..."
- Falls das Kind nicht weiterkommt, zur Lösung hinführen, Teilschritte vormachen, ohne die Lösung vorwegzunehmen
- Erklärungen kurz und altersgemäß

Regeln mit Bedacht einführen
- Kreativität und Spaß zulassen
- Regeln und Verbote immer in Verbindung mit Erklärungen
- Verbote möglichst mit Alternativen
- Kein plötzlicher Spielabbruch, ein Erfolgserlebnis zum Abschluss anstreben

12.2.6 Geschichte gegen Angst vor Alleinsein und Dunkelheit

Hierbei können Sie bekannte Geschichten in den persönlichen Kontext eines Kindes einbinden. Ein Beispiel:

Übungen

„Ungewohntes macht uns alle unsicher, z. B. wenn man allein ist, während sonst immer jemand um einen herum ist. Diese Angst bei der Veränderung kommt aus einem selbst heraus, ohne dass etwas zu passieren braucht. Dann kann es sein, dass man etwas hört, was sonst nicht da ist, sieht, was sonst nicht da ist.

Das ist nicht schlimm, wenn man weiß, wie man damit fertig wird. Du weißt schon sehr viel. Du kannst dich z. B. von der Angst ablenken. Das geht auch im Dunkeln, indem du dir Geschichten ausdenkst mit einem guten Ende. Stell dir einmal vor, dass dir ein unsichtbarer Indianer zur Seite steht, oder findest du einen großen Jungen besser, der als dein fester Freund heute bei dir übernachtet und mit dir die Zeit vertreibt?

Er erzählt dir vielleicht die Geschichte, wie er schon als kleiner Junge mit seinem Vater eine Bergtour gemacht hat:

Unterwegs verbrachten sie die Nacht in einer Hütte. Als der Tag anbrach, vertrieb die Sonne die Dunkelheit und färbte mit ihren Strahlen die Berggipfel flammend rot.

Der Junge wurde wach. Er sah den rotglühenden Himmel und den „brennenden" Berg. Da er noch klein war, konnte er nur durch den obersten Teil des Fensters nach draußen sehen. Er begriff den Vorgang dort draußen nicht und erschrak.

Die aufgehende Sonne erwärmte den Schnee, der sich von einer Bergwand löste und als donnernde Lawine ins Tal stürzte. Voller Schreck wandte er sich an seinen Vater, schüttelte ihn wild, um ihn zu wecken, und rief: „Papa, Papa! Wach auf! Wach auf! Das Ende der Welt!" Der Vater öffnete seine Augen und setzte sich aufrecht hin. Er konnte durch das Fenster, das für seinen Sohn noch zu hoch war, alles deutlich sehen. Er nahm die Hand des Kleinen und sagte: „Nein, mein Junge, das ist nicht das Ende der Welt. Das ist der Anfang eines neuen Tages."

Viele Kinder sorgen sich um Dinge, die sie nicht verstehen, weil sie noch zu klein sind. Manche erzählen ihre Sorgen vor dem Einschlafen einer kleinen Puppe. Danach legen sie diese Sorgenpuppe unter ihr Kopfkissen, wo die Puppe die ganze Nacht auf die Sorgen aufpasst. So können die Kinder ruhig schlafen.

Manchen Kindern hilft abends, wenn sie allein im Kinderzimmer sind, die Vorstellung, dass unter ihrem Bett ein Tiger oder ein scharfer Hund Wache hält. Er folgt dir aufs Wort. Und wenn du ganz leise bist, kannst du ihn atmen hören und sein Fell riechen ..."

12.2.7 Entspannungsübungen für Kinder und Jugendliche

Übungen

Autogenes Training ist eine Entspannungsmethode. Sie beruht auf der Erkenntnis, dass sich mit der körperlichen Entspannung auch seelische Verkrampfungen lösen lassen.

Das Training hilft jedem, der bereit ist, sich dafür Zeit zu nehmen. Das gilt auch für Kinder genauso wie für Jugendliche, die unter Angst, Nervosität, Konzentrationsstörungen, Schlaflosigkeit leiden oder die glauben, mit etwas nicht fertig zu werden.

Nur zehn Minuten täglich braucht man zum Üüben, mehr schadet nicht, muss aber nicht sein. Doch dabei muss man konsequent bleiben! Der Erfolg hängt davon ab, dass du Tag für Tag trainierst und nicht nachlässig wirst.

In einem ruhigen Zimmer, das auch nicht zu hell ist, kannst du am Anfang am besten üben. Wenn du später die Methode beherrschst, kannst du sie anwenden, wann und wo es nötig ist.

Immer zur gleichen Zeit zu üben, ist für den Anfang auch eine gute Hilfe. Am besten entspannt man sich, wenn man nach der Schule oder der Arbeit schon etwas abgeschlafft ist.

Ob du es richtig machst, zeigt sich am Erfolg. Werden Arme und Beine schwer? Fühlst du dich wohlig entspannt? Dann bist du auf dem richtigen Weg. Aber hab Geduld. Beim einen geht's schneller, als beim anderen langsamer.

Ein Vierteljahr dauert es in der Regel, um die Grundübungen zu lernen, eventuell ein halbes Jahr, bis du das Autogene Training richtig beherrschst und nach Bedarf anwenden kannst.

Das Autogene Training kann man in verschiedenen Körperhaltungen erlernen. Günstig ist, dass man die Augen dabei schließt.

Liegen: Diese Haltung eignet sich vor dem Einschlafen, nach dem Aufwachen und immer dann, wenn man erschöpft ist oder gar krank.

Bequemes Sitzen: Am besten sitzt man in einem bequemen Sessel, in dem man den Kopf, den Rücken und die Arme anlehnen kann.

12.2.8 Autogenes Training

Auf den folgenden Seiten findest du ein vollständiges Übungsprogramm für das Autogene Training. Es besteht aus mehreren Übungsabschnitten, die sich über einen mehrwöchigen Zeitraum hin erstrecken. Jede Übung wird eine Woche lang einzeln geübt, bevor die nächste wieder eine Woche lang eingeübt wird.

Die Ruheübung

Bevor du mit der Ruheübung beginnst, achte einmal eine Zeitlang auf ruhige Menschen, Tiere oder beruhigende Dinge. Versuche dir vorzustellen, wie ein stiller See aussieht, eine grasende Schafherde, ein schlafendes Tier. Es genügen dafür einige Minuten täglich, eine Woche lang. Lass dich nicht dabei stören. Versetze dich in die Lage eines stummen Betrachters, passe dich der ruhigen Stimmung an. Stelle dir Menschen vor, die Ruhe auf dich ausstrahlen, und sieh ihnen zu. Die Ruhe ist kein Zustand, den man zu erzwingen vermag. Sie stellt sich ein, wenn man alles geschehen lassen kann, dem Ticken einer Uhr zuhört oder den Fallschirmen einer Pusteblume nachsieht. Lass alle lästigen Gedanken wie eine Seifenblase zerplatzen. Wenn du glaubst, du weißt, was Ruhe bedeutet, wenn du meinst, du hast sie gefunden, dann sag zu dir selbst: „Ich bin ganz ruhig". Du musst diesen Satz nicht laut sagen. Es genügt, wenn du ihn leise sprichst oder ihn dir nur vorstellst.

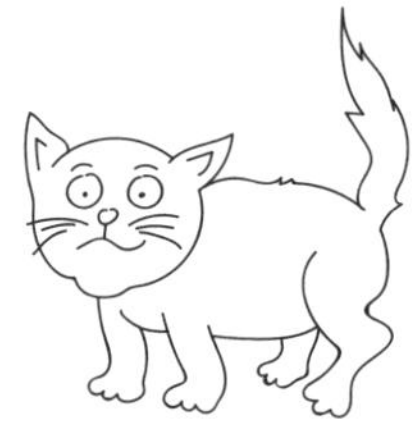

Das Umschalten

Nach den Übungen (außer wenn man die Übung vor dem Schlafen anwendet) ist es wichtig, wieder in den Wachzustand umzuschalten; man nennt dies auch „Zurücknehmen". Das geschieht folgendermaßen:

Arme beugen und strecken, tief ein- und ausatmen, Augen aufschlagen.

Schwereübung

Sicherlich kennt jeder das Gefühl, schwere Glieder zu haben. Man bekommt sie nach einem anstrengenden Kampf mit seinem Gegner, nach einem langen Bad oder nach einer langen Wanderung. Im Tierpark gibt es einige Tiere, die sehr schwer sind. Geh einmal dorthin und sieh sie dir an, vor allem dann, wenn sie schlafen und sich ausruhen. Schließ die Augen, wenn du sie siehst, und stell sie dir bildhaft vor. Stell dir vor, du wärst ein ebenso schweres Tier und hättest das ganze Gewicht zu tragen. Wenn dir das nicht gelingt, dann versuche einmal, deine Freundin oder deinen Freund ein Stück des Weges zu tragen. Wenn du die Schwere in den Armen, in den Beinen und im ganzen Körper empfinden kannst, dann versuch, das Gefühl der Schwere mit der Ruhe zu verbinden.

Der rechte Arm und der linke Arm sind schwer, der ganze Körper ist schwer.
6-mal wiederholen.

Ich bin ganz ruhig.
Umschalten: Arme fest, tief atmen,
Augen auf.

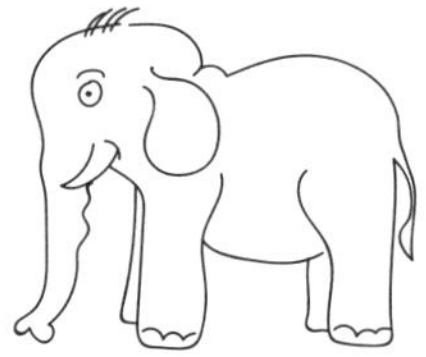

Die Wärmeübung

Unser ganzes Leben wird davon bestimmt, Wärme zu bekommen, zu erhalten und zu erzeugen. Die beste Wärmequelle ist die Sonne. Wir freuen uns, wenn sie scheint. Sie wärmt uns wie das Feuer, das wir selbst erzeugen können. Stell dir vor, du hast eben ein kühles erfrischendes Bad genommen und liegst nun in der warmen Sonne am Strand, im Sand oder auf der Wiese. Das Gefühl der Wärme überflutet den ganzen Körper. Vielleicht gelingt es dir auch, dir vorzustellen, du sitzt nach einem langen ermüdenden Abenteuer am wärmenden Lagerfeuer: Der Tag hat dich erschöpft, ruhig, müde und schwer gemacht. Dein Körper nimmt die Wärme des Feuers in sich auf.

Mein ganzer Körper ist schwer.

Der rechte und der linke Arm sind warm. Die Beine sind warm.
Der ganze Körper ist warm.
6-mal wiederholen.

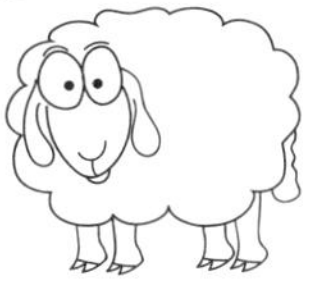

Ich bin ganz ruhig.
Umschalten: Arme fest,
tief atmen, Augen auf.

Die Atemübung

Atme einmal tief ein und halte dann den Atem eine Zeit lang an. Merkst du, wie wichtig der Atem ist? Schließ die Augen und achte auf den gleichmäßigen Wechsel zwischen Ein- und Ausatmen. Auf das Heben und Senken des Oberkörpers und des Bauches. Stell dir vor, du sitzt auf einer Schaukel. Wenn die Schaukel hochschwingt, wenn es nach vorne und nach oben geht, atmest du ein, und wenn die Schaukel wieder nach hinten und nach unten schwingt, atmest du aus. Die Atmung geht durch den ganzen Körper hindurch, sie hört nicht beim Bauch auf, sondern geht durch den ganzen Rumpf hindurch. Die Atmung hat ihren eigenen Rhythmus. Versuche ihn nicht zu beeinflussen. Pass dich seinem Rhythmus an.

Mein ganzer Körper ist schwer.
Mein ganzer Körper ist warm.

Die Atmung ist ganz ruhig und regelmäßig.
6-mal wiederholen

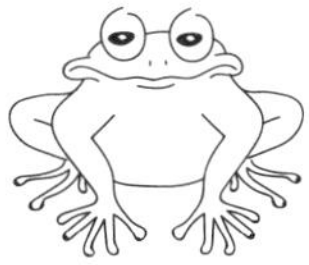

Ich bin ganz ruhig.
Umschalten: Arme fest,
tief atmen, Augen auf.

Die Bauchübung

Der Bauch spielt beim Autogenen Training ebenfalls eine besondere Rolle. Gemeint ist damit nicht der gesamte Bauch, sondern ein im Bauch befindliches Nervenzentrum, das sogenannte „Sonnengeflecht". Dieses Nervenzentrum beeinflusst alle Organe, die sich im Bauch befinden. Die Empfindungen, die durch das Autogene Training im Sonnengeflecht und im Bauch erzielt werden sollen, sind ganz einfach herzustellen. Stell dir vor, es ist Winter und sehr kalt; du trinkst ein heißes Glas Tee oder Saft und erlebst das Gefühl der Wärme, das sich von deinem Bauch aus ausbreitet. Diese Empfindung entsteht von innen heraus. Sie kann auch von außen angeregt werden, wenn man zum Beispiel nach einem frischen Bad in der Sonne liegt. Der Bauch befindet sich in der Mitte des Körpers. Wärme, die sich von dort ausbreitet, überströmt den ganzen Körper. Versuche, das Gefühl der strömenden Wärme zu erfühlen.

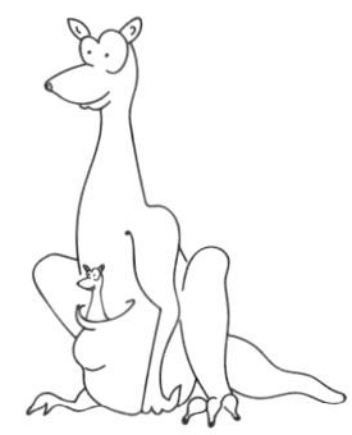

Mein ganzer Körper ist schwer.
Mein ganzer Körper ist warm.
Die Atmung ist ganz ruhig.

Der Bauch ist warm, das Sonnengeflecht ist strömend warm.
6-mal wiederholen.

Ich bin ganz ruhig.
Umschalten: Arme fest,
tief atmen, Augen auf.

Die Kopfübungen

Bisher lag der Schwerpunkt beim Autogenen Training auf der Schwere und Wärme des Körpers und seiner Organe. Nun kommt etwas Neues hinzu: ein kühler Kopf. Damit sind Empfindungen gemeint, die entstehen, wenn man beispielsweise im warmen Sand am Strand liegt, die Sonne auf den Körper scheint und ein leiser Luftzug über die Stirn streicht. Der Lufthauch wirkt erfrischend und kühlend. Die Empfindung der Frische und der leichten kühlen Briese auf der Stirn durch einen Luftzug lassen sich an jedem beliebigen Ort herstellen. Nirgendwo befindet sich die Luft in Ruhe. Überall strömt sie. Du kannst es spüren. Sollte es sehr schwer sein, sich die Empfindungen der Frische und Kühle auf der Stirn vorzustellen, genügt es, die Stirn ein wenig feucht zu machen. Der Kopf sollte immer kühl bleiben. Er sollte die Übersicht behalten. Er darf nicht hitzig und unüberlegt handeln. Mit dem Kopf, dem Verstand und dem Bewusstsein ist der Mensch allen anderen Lebewesen überlegen. Diese Überlegenheit soll zu seinem Wohl und Glück erhalten bleiben. Wenn du bis hierher alle Übungen beharrlich gemacht hast, bist du im Stande, das gesamte Übungsprogramm zu verkürzen, indem du alle Übungen aneinander reihst:

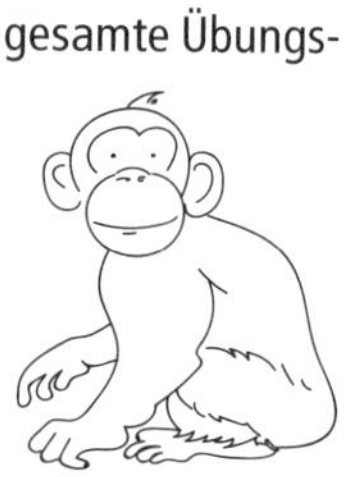

Mein ganzer Körper ist schwer.
Mein ganzer Körper ist warm.
Die Atmung ist ruhig und regelmäßig.
Das Sonnengeflecht ist strömend warm.

Die Stirn ist angenehm kühl.
Ich bin ruhig und frisch.
6-mal wiederholen.

Ich bin ganz ruhig.
Umschalten: Arme fest,
tief atmen, Augen auf.

Wenn du dieses Programm beherrschst, hast du die Fähigkeit erlangt, dich aus eigener Kraft zu erholen, dich zu entspannen und selbst über dich zu bestimmen. Diese Fähigkeit kann dazu dienen, mit den vielfältigsten Problemen des Lebens besser fertig zu werden.

Man kann die Wirkung des Autogenen Trainings noch gezielt verstärken. Und zwar mit den sogenannten formelhaften Vorsätzen. Das heißt, man wiederholt immer wieder zwischen den einzelnen Übungen des Trainings kurze Sätze. Durch die ständige Wiederholung dringen diese „Formeln" ins Unterbewusstsein und wirken wie eine Art Selbsthypnose. So kann man sich tatsächlich z. B. selbst Mut machen. Wer nervös ist und sich nicht konzentrieren kann, nimmt die Formel „Ich bin ruhig und konzentriert". Wichtig ist, dass diese suggestiven Formeln möglichst einfach sind und positiv ausgedrückt werden. Das heißt: Wenn du dich von übermäßiger Angst befreien willst, sag „Ich bin ganz ruhig und frei" anstatt „Ich habe keine Angst". Die formelhaften Vorsätze sollen keine Verbote oder Gebote sein, im Sinne von „Ich darf nicht …" oder „Ich muss …". Sie sollen ganz einfach nur Selbstvertrauen und Optimismus ausdrücken. Für den Anfang ist es eine hilfreiche Brücke, wenn man sich vorsagt, was man gut kann, was man an sich selber gut findet.

Ich bin ganz ruhig.
Mein ganzer Körper ist warm.
Das Sonnengeflecht ist warm.

Mein ganzer Körper ist schwer.
Die Atmung ist ruhig und regelmäßig.
Die Stirn ist angenehm kühl.
Zum Beispiel:
„Ich finde gute Lösungen."
Mehrmals wiederholen.

Ich bin ganz ruhig.

Diese formelhaften Vorsätze kannst du noch mehr verfestigen, wenn du sie

- mit Aufklebern an Stellen anbringst, wo du sie mehrmals am Tag siehst, z. B. als Hinweispunkt auf deinem Handy
- dir vor häufigen Tätigkeiten des Alltags innerlich vergegenwärtigst, z. B. vor jedem Treppensteigen kurz innehalten und die Formel denken …

Kein Mensch schafft es, ein solches Übungsprogramm ohne Erinnerungshilfen durchzuhalten. Deshalb mach nach jeder Übung einen Strich in das Protokollblatt (S. 118) und lobe dich für deine Ausdauer.

Während der Entspannung tauchen immer wieder andere Gedanken auf. Wenn du das merkst, löse dich von diesen Gedanken und konzentriere dich wieder auf die Übungsformeln. Stell dir die Gedanken als Wolken vor, die am Himmel vorüberziehen.

Manchmal sind diese Gedanken aber wichtig; dann genügt es nicht, sie loszulassen und zur Übung zurückzukehren, sondern du notierst diese Gedanken in deinem Protokoll. So kannst du die Übung in der Regel zu Ende führen und dich danach mit diesen wichtigen Gedanken beschäftigen. Bei belastenden Gedanken ist es oft notwendig, mit anderen verständnisvollen Menschen darüber zu reden.

Nun viel Erfolg!

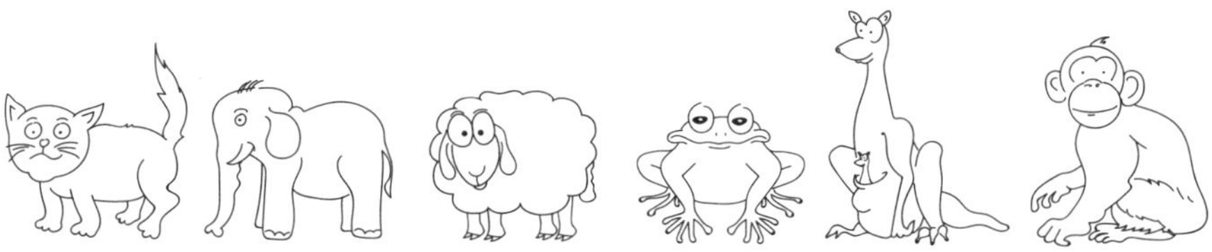

Tab. 12-1 Protokollblatt.

Wochen	Übungen	Gedanken
1.		
2.		
3.		
4.		
5.		
6.		
7.		
8.		
9.		
10.		
11.		
12.		

12.3 Sachverzeichnis

A

B

C

D

E

F

G

H

N

O

P

R

S

T

U

V

Z